Die Armschulung

Technische Orthopädie

Herausgegeben von

Fritz Blohmke

1970

Georg Thieme Verlag · Stuttgart

Die Armschulung

Prothesentraining

Von

Gisela Trebes
Ulrike Wolff
Helene Röttgen
Irmgard Groth

Geleitwort von

Götz-Gerd Kuhn

142 Abbildungen

1970

Georg Thieme Verlag · Stuttgart

Herausgeber: Dr. med. Fritz Blohmke, Facharzt für Orthopädie,
Ministerialrat im Bundesministerium für Arbeit und Sozialordnung,
Bonn

Autoren:
Gisela Trebes, Krankengymnastin
Ulrike Wolff, Beschäftigungstherapeutin
Helene Röttgen, Beschäftigungstherapeutin
Irmgard Groth, Beschäftigungstherapeutin
Abteilung für Technische Orthopädie und Rehabilitation
der Orthopädischen Universitätsklinik Münster (Westfalen)

Diejenigen Bezeichnungen, die zugleich eingetragene Warenzeichen sind, wurden *nicht* besonders kenntlich gemacht. Es kann also aus der Bezeichnung einer Ware mit dem für diese eingetragenen Warenzeichen nicht geschlossen werden, daß die Bezeichnung ein freier Warenname ist. Ebensowenig ist zu entnehmen, ob Patente oder Gebrauchsmuster vorliegen.

Alle Rechte, insbesondere das Recht der Vervielfältigung und Verbreitung sowie der Übersetzung, vorbehalten. Kein Teil des Werkes darf in irgendeiner Form (durch Photokopie, Mikrofilm oder ein anderes Verfahren) ohne schriftliche Genehmigung des Verlages reproduziert oder unter Verwendung elektronischer Systeme verarbeitet, vervielfältigt oder verbreitet werden.

© Georg Thieme Verlag, Stuttgart 1970 — Printed in Germany —
Satz und Druck: C. F. Rees GmbH, 792 Heidenheim (Brenz)

ISBN 3 13 226301 X

Geleitwort

Der Armamputierte lernt sehr schnell, die verlorengegangene Funktion mit Hilfe der verbliebenen Hand oder anderer Mittel weitgehend zu ersetzen. Deswegen ist eine lückenlose Rehabilitation für ihn besonders wichtig, wenn ihrErfolg beschieden sein soll.

Die wichtigsten Voraussetzungen sind ein brauchbarer Stumpf, eine zweckmäßige, gut passende und funktionierende Prothese sowie eine unmittelbar an die Versorgung anschließende Armschulung.

Im Rahmen dieser Armschulung vermitteln Krankengymnastin und Beschäftigungstherapeutin dem Amputierten die Einstellung zu seinem Kunstglied und dessen funktionellem Wert. Sie können die Versorgung positiv, aber auch negativ beeinflussen. Ihr psychologisches und therapeutisches Geschick bestimmt in weitem Maße, inwieweit der Amputierte seinen Kunstarm in sein Körperschema sowie in sein Alltags- und Berufsleben integriert. Sie sollten immer optimistisch sein, aber auf dem Boden der Wirklichkeit.

Das vorliegende Buch vermittelt die notwendigen Kenntnisse über verschiedene Armprothesen und deren Funktion und über die Prinzipien der krankengymnastischen und beschäftigungstherapeutischen Behandlung des Patienten im Rahmen der Armschulung. Es gibt viele praktische Anregungen aus dem Erfahrungsschatz der Autoren für die Rehabilitation Armamputierter.

Münster, im Frühjahr 1970
                                            Prof. Dr. G.-G. Kuhn
Leiter der Abteilung für Technische Orthopädie
und Rehabilitation der Orthopädischen
Universitätsklinik Münster (Westfalen)

Vorwort

Es ist bekannt, daß viele Armversehrte, die mit Prothesen versorgt werden, ihre Prothese nicht tragen. Der Grund hierfür ist außer einer schlechten Paßform oft auch die unzureichende Schulung im Gebrauch der Prothese. Diese Tatsache hat uns ermutigt, unsere Erfahrungen in der Schulung prothetisch versorgter Erwachsener und Kinder niederzuschreiben.

Da es über das Prothesentraining in deutscher Sprache noch wenig Literatur gibt, sollen diese Aufzeichnungen allen, denen armversehrte Patienten anvertraut sind, Anregungen und Hilfe geben.

Das vorliegende Buch ist in enger Zusammenarbeit von Patienten, Krankengymnastinnen und Beschäftigungstherapeutinnen entstanden. Es baut sich auf den Grundlagen der Erfahrungen auf, die in der Abteilung für technische Orthopädie und Rehabilitation an der Orthopädischen Universitätsklinik in Münster gewonnen wurden. Daher beschränken sich unsere Aussagen hauptsächlich auf die Schulung Erwachsener mit Eigenkraftprothesen und auf Kinder mit Eigenkraft- und pneumatischen Prothesen.

Genauso wie es auf anderen Gebieten der Medizin verschiedene Auffassungen gibt, trifft dies auch für die Versorgung und Schulung Armversehrter zu. Unsere Aufzeichnungen können daher nicht alleingültig, sondern nur Anhaltspunkte sein, wie Erwachsenen und Kindern geholfen werden kann, ihre Prothesen wirklich vollwertig einzusetzen.

Einen gleichberechtigten Platz in der Behandlung während der Habilitation oder Rehabilitation nimmt neben der beschäftigungstherapeutischen Arbeit, die das eigentliche Prothesentraining umfaßt, die Krankengymnastik ein. Nur eine gut aufeinander abgestimmte, enge Zusammenarbeit der Therapeutinnen beider Berufsgruppen macht es möglich, den Patienten so zu fördern, daß er die seiner Behinderung entsprechende größtmögliche Unabhängigkeit erreicht. Da in der Schulung Armversehrter sich die Aufgabengebiete der Beschäftigungstherapeutin und Krankengymnastin häufig überschneiden, wäre es wünschenswert, wenn jede Krankengymnastin so viel von der Beschäftigungstherapie wüßte, daß sie gegebenenfalls das Funktionstraining übernehmen kann. Andererseits sollte die Beschäftigungstherapeutin in der Lage sein, notfalls einmal für die Krankengymnastin einzuspringen.

Die Therapeutin und der Versehrte sollten sich jedoch stets darüber im klaren sein, daß auch die beste Prothese immer nur ein unzureichender Ersatz des natürlichen Armes sein kann.

Dank der Bereitwilligkeit von Patienten, Mitarbeitern und orthopädischen Firmen konnte dieses Buch erarbeitet werden. Herrn Prof. Dr. G.-G. Kuhn, dem Leiter der Abteilung für technische Orthopädie und Rehabilitation, der zum Gelingen dieser Veröffentlichung Wesentliches beigetragen hat, gilt unser besonderer Dank.

Münster, im Frühjahr 1970 GISELA TREBES

Inhaltsverzeichnis

Geleitwort V

Vorwort VI

Allgemeines 1
    Entwicklung und Greifformen der menschlichen Hand 1
    Historischer Rückblick 3
    Prothesensysteme 5

Paßteile für Prothesen (Eigenkraft) 7
    Tabellen über Greifgeräte und künstliche Hände mit technischen Daten . . . 7
    Handgelenke und Handgelenkzusätze für Unter- und Oberarmprothesen . . . 19
    Ellengelenke für Unter- und Oberarmprothesen 19
    Schultergelenke 20

Eigenkraftprothesen 20
    Finger- und Daumenersatz 20
    Greifplattenprothesen 21
    Prothesen für Unterarmstümpfe 21
    Prothesen für Oberarmstümpfe 23
    Prothesen für Schulterexartikulation und Schultergürtelamputation . . . 25
    Doppelseitige Prothesenversorgungen 26
    Besonderheiten an Kinderprothesen 28

Fremdprothesen 29
    Pneumatische Prothese 29
    Myoelektrische Prothese 32

Armschulung mit Erwachsenen 34
    Krankengymnastik 34
        Postoperative Maßnahmen 34
        Stumpfwickeln 35
        Befund- und Verlaufsdokumentation 36

Phantomgymnastik	38
Körperliches Training	39
Beschäftigungstherapie	41
Einführung	41
Befund- und Verlaufsdokumentation	43
Pflege der Prothese	49
An- und Ausziehen der Prothese	51
Funktionstraining	52
Reaktions- und Geschicklichkeitstraining	56
Selbsthilfetraining	59
Handfertigkeiten im täglichen Leben	62
Essen und Trinken	63
Büroarbeiten	65
Gartenarbeiten	66
Arbeiten im Haushalt	67
Handarbeiten	72
Werkarbeiten	74
Wett- und Staffelspiele mit Prothesen	77
Prothesenschulung mit Ohnhändern und Ohnarmern	79
Prothesenschulung mit blinden Ohnhändern	84
Versehrte in Öffentlichkeit und Verkehr	86
Behandlung des Krukenberg-Stumpfes	88
Krankengymnastische Behandlung	88
Beschäftigungstherapeutische Behandlung	89

Armschulung mit Kindern 91

Krankengymnastik	91
Angeborene Fehlbildungen der oberen Extremitäten	91
Befund- und Verlaufsdokumentation	93
Krankengymnastische Behandlung	96
Körperliches Training ohne Prothese	98
Körperliches Training mit Prothese	103
Beschäftigungstherapie	105
Einführung	105
Befund- und Verlaufsdokumentation	107
Schulung mit Eigenkraftprothesen	114
Schulung mit pneumatischen Prothesen	119
Schulung mit doppelseitigen Prothesen	124
Schulung in der Gruppe	124
Elternschulung	125

Literatur 127

Bezugsquellen 129

Sachverzeichnis 130

Allgemeines

Entwicklung und Greifformen der menschlichen Hand

Die Hand ist in ihrer Vielgestaltigkeit und funktionellen Einheit neben dem Verstand die wichtigste Hilfe des Menschen.

Ihr Tast- und Greifvermögen machen es dem Menschen möglich, Ideen in Formen umzugestalten und Worten durch Gesten Ausdruck zu verleihen. Die Ausdruckskraft der Hand mag ein Beispiel aus der Antike zeigen. Es genügte eine Auf- oder Abwärtsbewegung des Daumens, um über Leben und Tod eines Gladiatoren zu entscheiden. Bewegungen der Hand, wie z. B. das Winken und Drohen, können das gesprochene Wort unnötig machen und sind bei allen Völkern der Welt bekannt. Für Taubstumme ist die Hand zur Verständigung unersetzlich.

Die Funktionen und der Gebrauch der Hand entwickeln sich beim Kind in den ersten Lebensjahren.

Während des ersten Lebensmonats sind die Hände des Säuglings vorwiegend geschlossen. Die Bewegungen der Augen sind noch nicht koordiniert und können keinen Gegenstand fixieren. Solange diese Fähigkeit fehlt, kann das Kind auch nicht greifen.

Im Laufe des zweiten Monats lernt es, einen Gegenstand zu betrachten. Das Greifen ist bis zum dritten Monat noch reflexbedingt. Durch Berührung der Handinnenfläche schließt sich die Hand automatisch (positiver Greifreflex).

Können im zweiten Vierteljahr die Augen einen sich bewegenden Gegenstand verfolgen, beginnt das Zusammenspiel von Augen und Händen. Jetzt streckt der Säugling seine Arme nach einem Gegenstand aus und versucht ihn zu ergreifen. Zu diesem Zeitpunkt verliert sich bei normaler Entwicklung der Greifreflex. Mit fünf Monaten kann das Kind gezielt greifen.

Dem primitiven Ulnargriff im vierten bis sechsten Monat folgt der radiale Handflächengriff im siebenten bis achten Monat. Im Alter von neun Monaten beginnt sich die Einzelbeweglichkeit der Finger zu entwickeln. Bereits im zehnten Monat nimmt das Kind feine Gegenstände mit Daumen und Zeigefinger auf. Es hat den Daumen-Zeigefinger- oder Spitzgriff erlernt. Diese Fähigkeit übt das Kind durch Aufnehmen und Fallenlassen von Gegenständen oder Ein- und Auspacken von Klötzen.

Hat das Kind das erste Lebensjahr vollendet, versucht es allein zu essen. Den Löffel hält es noch in Pronation mit der ganzen Hand. Mit $1^{1}/_{4}$ Jahren etwa kann das Kind eine Tasse mit beiden Händen heben und zum Munde führen. In den nächsten Monaten lernt es, Klötze aufeinander zu bauen, mehrere Seiten eines Buches gleichzeitig umzublättern und allein zu essen.

Die Dominanz einer Hand beginnt sich im zweiten Lebensjahr zu entwickeln. Bei vielen Kindern verzögert sich diese Entwicklung jedoch bis zum fünften Lebensjahr.

Die Geschicklichkeit der Hand steigert sich mit zunehmendem Lebensalter, und ihre Funktionen werden immer unersetzlicher.

Erfahrungen mit Handverletzten haben gezeigt, daß die entscheidende Voraussetzung für die funktionelle Leistungsfähigkeit der Hand das volle Tastvermögen der Haut ist. Ohne Tastvermögen sind nur unzureichende Gebrauchsleistungen zu erwarten. KREUZ ist daher der Meinung, daß der Stumpf die beste Prothese sei. Die Bedeutung des Tastvermögens beim Zusammenwirken beider Hände beschreibt er wie folgt:

„Dabei wird die bevorzugt bei der Alltags- und Berufsarbeit gebrauchte Hand, die sogenannte Arbeitshand, unter Kontrolle des Auges eingesetzt (in der Regel die rechte Hand). Die andere (linke Hand) wird als Hilfshand verwendet. Ihr fallen die weniger schwierigen Arbeitsleistungen zu. Sie arbeitet überwiegend unter der Kontrolle des Tastgefühls, das heißt praktisch blind, und bleibt deshalb für ihre funktionelle Betätigung bedingungslos auf den Besitz eines guten Tastgefühls angewiesen."

Hieraus ergeben sich bemerkenswerte Konsequenzen für die künstliche Hand. Sie ist ursprünglich als Hilfshand vorgesehen. Wegen des fehlenden Tastgefühls muß sie jedoch unweigerlich unter Kontrolle der Augen eingesetzt werden und wird somit zur Arbeitshand, während die gesunde Hand die tastenden Funktionen der Hilfshand übernimmt.

Will man sich mit den Greifmöglichkeiten einer künstlichen Hand oder eines Greiforgans befassen, ist es unerläßlich, daß man zunächst die verschiedenen Greifformen der gesunden Hand kennt. Nach zur Verth (1927, 1936) u. Hilgenfeldt (1950) kennen wir vier Hauptgreifformen, die beim Greifakt in vielfacher Weise variiert werden können.

1. *Spitz-, Fein- oder Zangengriff* (Abb. 1 u. 2). Der Spitz- oder Feingriff wird durch das Zusammenführen der Fingerkuppen von Daumen, Zeige- und Mittelfinger oder von Daumen und Zeigefinger ausgeführt. Man benutzt ihn zum Halten oder Aufnehmen feinerer Gegenstände.

2. *Breit-, Grob- oder Faustgriff* (Abb. 3). Der Breit- oder Grobgriff entsteht durch Einschlagen der vier dreigliedrigen Finger in die Hohlhand und ist am kräftigsten bei leichter dorsaler Extension der Hand. Diese Greifart benötigt man z. B. beim Erfassen eines Hammers. Dabei benutzt man den Handteller als Greifplatte und den Daumen als Widerlager.

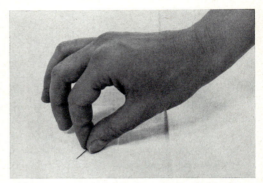

Abb. 2.   Spitzgriff mit Daumen und Zeigefinger.

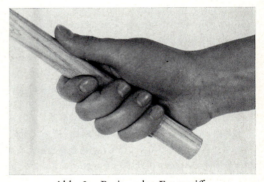

Abb. 3.   Breit- oder Faustgriff.

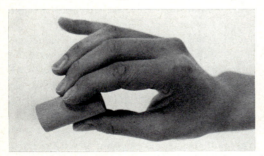

Abb. 1.   Spitzgriff mit Daumen, Zeigefinger und Mittelfinger.

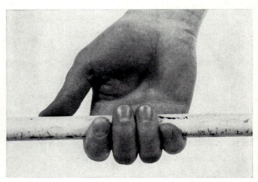

Abb. 4.   Hakengriff.

3. *Hakengriff* (Abb. 4). Vom Hakengriff spricht man, wenn bei herabhängendem Arm die vier dreigliedrigen Finger gebeugt werden. Die Hand dient in dieser Haltung als Tragwerkzeug, ohne daß der Daumen in Funktion treten muß.
4. *Schlüsselgriff* (Abb. 5). Beim Schlüsselgriff wird die Kuppe des Daumens auf die Radialseite des Zeigefingermittelgliedes gelegt. Man nennt diese Greifform Schlüsselgriff, weil sie mit der typischen Drehbewegung des Unterarms (beim Umdrehen des Schlüssels) verbunden ist.

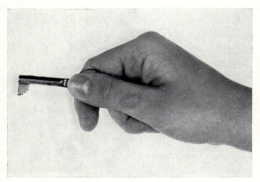

Abb. 5. Schlüsselgriff.

Die Vollkommenheit der Greiffähigkeit der Hand ist durch die Stellung und die Oppositionsfähigkeit des Daumens bedingt. Ohne Daumen verliert die Hand ihre entscheidende Funktion. Die Greifmöglichkeit der Langfinger allein ist nur begrenzt und beschränkt sich in der Hauptsache auf einen gewissen Seitgriff zwischen den Fingern, den Hakengriff, einen unvollkommenen Grobgriff und einen mangelhaften Spitzgriff beim Versuch, den kleinen Finger dem Zeigefinger gegenüber zu stellen.

Historischer Rückblick

Schon von Bestehen der Menschheit an wußte man die Nützlichkeit und den Wert der menschlichen Hand zu schätzen. Nur der konnte überleben, der sich mit Hilfe seiner Hände Nahrung beschaffen oder gegen seine Feinde zur Wehr setzen konnte.

Lange vor Beginn unserer Zeitrechnung wurden schon fehlende Hände durch künstliche ersetzt. Die erste künstliche Hand, die mit einer enganliegenden Hülse am Unterarm befestigt war, wurde an einer ägyptischen Mumie aus dem Jahre 2000 v. Chr. gefunden.

Im zweiten Punischen Krieg 218–201 v. Chr. verlor der römische General MARCUS SERGIUS seine rechte Hand und ließ sich eine künstliche aus Metall bauen.

1501 wurde für GÖTZ VON BERLICHINGEN eine gegliederte Hand aus Eisen geschmiedet, mit der er sein Schwert halten konnte. Diese Hand war aber so schwer, daß er sie an seiner Rüstung befestigen mußte. Die Finger konnten schon passiv gebeugt und gestreckt werden, und auch das Handgelenk war beweglich.

Den ersten künstlichen Arm mit passiver Sperrung im Ellengelenk ließ 1564 der französische Militärarzt AMBROISE PARÉ durch einen Schlosser bauen. Die Finger wurden durch Druck und Zug geöffnet und geschlossen. Auch entwarf PARÉ die ersten kosmetischen Hände aus Leder.

Weiter sind Reste eines künstlichen Armes aus dem 16. Jahrhundert erhalten geblieben, die auf eine Oberarmprothese hindeuten. Das Ellen- und Handgelenk sowie die Finger waren passiv zu betätigen. Solche für damalige Verhältnisse komplizierten Prothesen waren jedoch nur sehr reichen Leuten zugänglich. Die Armprothese der einfachen Krieger bestand aus einem Ledertrichter mit einem Haken, nach Art der auch heute noch üblichen Arbeitsarme. Diese künstlichen Arme wurden mit Lederbandagen am Körper befestigt.

1818 entwarf PETER BEIL, ein Zahnarzt aus Berlin, die erste Unterarmprothese, die durch Bewegungen des Rumpfes und der gegenüberliegenden Schulter die Finger öffnete und schloß. Er legte damit den Grundstein für unsere heutigen Eigenkraftprothesen.

VAN PETERSEN, ein holländischer Bildhauer, wandte das System von BEIL 1844 auch für Oberarmprothesen zur Beugung und Streckung des Ellengelenkes an.

Nach dem Krimkrieg 1860 wurden die Armprothesen durch den Herzog VON BEAUfort weiterentwickelt. Er nutzte auch die gegenüberliegende Schulter als Kraftquelle für aktive Bewegungen des Ellengelenkes und der Hand aus. Ebenfalls erfand er eine Hand mit beweglichem Daumen und verwendete einen gespaltenen Haken, ähnlich unserem heutigen Hook.

50 Jahre vor dem ersten Weltkrieg, 1866, ließ GRIPOULLEAU, ein französischer Arzt, auswechselbare Ansatzstücke, wie z. B. Ringe, Haken und andere Hilfsgeräte aus Metall, Holz und Leder, bauen, um den Amputierten die berufliche Arbeit auf dem Feld und in der Werkstatt zu erleichtern.

In den USA wurde von DORRANCE 1912 der Hook entwickelt, der sich durch Schultergürtelbewegungen aktiv öffnen läßt und durch ein Gummiband passiv wieder geschlossen wird.

Ungefähr um die gleiche Zeit baute man in Deutschland die *Fischerklaue,* deren Vorteil große Vielseitigkeit der Greif- und Haltemöglichkeiten ist.

1917 gründete F. F. SIMPSON die „American Limb Makers Association", der alle schon in den Vereinigten Staaten bestehenden nationalen Gruppen dieser Art angeschlossen wurden. Die Materialien zum Bau der Prothesen wurden jetzt leichter und nachgiebiger. Aluminiumlegierungen, synthetische Fasern und Plastik nutzte man zum Bau der Prothesen aus.

Nach dem ersten Weltkrieg bemühten sich dann alle Länder gemeinsam um die Rehabilitation Armversehrter. Die große Zahl der Schwerkriegsbeschädigten zwang zu einer schnellen und einfachen Versorgung. Man gab dem Amputierten einen Handersatz, mit dem er eine begrenzte Zahl von Werkzeugen halten und wieder einer Arbeit nachgehen konnte. Der Handersatz war für verschiedene Tätigkeiten auswechselbar.

In Deutschland legte SAUERBRUCH bei Amputierten durch die Streck- oder Beugemuskulatur des Unterarmes, den M. biceps am Oberarm oder den M. pectoralis major operativ Hautkanäle an. Durch diese wurde jeweils ein Elfenbeinstift gesteckt, an dem der Zug zur Kunsthand befestigt war. Durch Kontraktion des Muskels konnte die Kunsthand aktiv betätigt werden.

Der zweite Weltkrieg gab einen erneuten Anstoß zur Verbesserung der Prothesen. In der *Orthopädischen Universitätsklinik Heidelberg* hatte man sich intensiv mit der Entwicklung einer durch Fremdkraft betriebenen Prothese beschäftigt. Komprimierte Kohlensäure diente als Kraftquelle für verschiedene Funktionen. Der Amputierte steuerte den Kunstarm durch Öffnen und Schließen verschiedener Ventile, deren Betätigung nur geringe Eigenkraft erforderte.

Fast zur gleichen Zeit wurde eine elektrische Armprothese, die *Vaduzer Prothese,* vorgestellt.

Im Sommer 1951 fuhr eine deutsche Studienkommission in die Vereinigten Staaten, um die dort inzwischen intensiv betriebene Weiterentwicklung des Kunstarmbaues, insbesondere auf dem Gebiet der Kunststofftechnik, zu studieren. Aus den dort erworbenen Kenntnissen entwickelte man in Deutschland den Greifarm aus Gießharz mit dem deutschen Standard- und Arbeits-Hook.

Seit 1954 werden von HEPP und KUHN mittellange und kurze Unterarmstümpfe mit übergreifender Stumpfeinbettung versorgt. Bei dieser „Münstertechnik" kann auf die übliche einengende Oberarmmanschette verzichtet werden.

Auch konstruierten HEPP und KUHN ungefähr zur gleichen Zeit die Offenendprothesen. Diese Einbettung, bei der der Stumpf aus dem unteren Schaftende heraustritt, bietet den großen Vorteil, daß die Sensibilität des Stumpfendes voll ausgenutzt werden kann. Auch ist der freigegebene Stumpf oft in der Lage, einen Teil der Handfunktionen zu übernehmen.

In *Rußland* machte man um 1960 Versuche mit myoelektrisch gesteuerten Prothesen. Hierbei werden die geringen Strompotentiale, die beim Anspannen der noch vorhandenen Muskulatur entstehen, abgeleitet, verstärkt und zur Steuerung der Prothesen herangezogen. Mit der myoelektrischen Prothese konnten aber nur Unterarmamputierte versorgt werden. Elektrisch gesteuerte Schulter- und Ellengelenke gab es noch nicht. Die Supination und Pronation im Handgelenk fehlte, und die Griffkraft betrug nur 2 kg, während bei der Heidelberger pneumatischen Prothese 5 kg erreicht wurden.

Im Jahre 1962 berichtete man aus der *Orthopädischen Universitätsklinik Münster* über die Rohrskelettprothesen. Ein Metall- oder Kunststoffrohr bildet das Skelett dieses Kunstarmes. Es wird mit einem Schaumstoff überzogen und entspricht hinsichtlich der Konsistenz und Kosmetik dem gesunden Arm weit mehr als alle vorher gebauten Prothesen.

Durch die Dysmeliekatastrophe in den Jahren 1960–1962 wurde die Entwicklung der Pneumatik sehr vorangetrieben. Viele der gliedmaßenfehlgebildeten Kinder, deren Arme völlig fehlen oder nur rudimentär angelegt sind, konnten mit pneumatischen Prothesen versorgt werden. Die oft nur sehr geringe Kraft der kurzen Arm- und Fingerstummel reicht aus, um Ventile zu bedienen und somit den pneumatischen Kunstarm zu betätigen.

Auch machte man 1962 in *Münster* Versuche, Prothesen durch Verändern eines elektrischen Feldes zu steuern. Hierbei werden nicht die Muskelaktionsströme, sondern das sich verändernde Muskelrelief als Steuerungsquelle ausgenutzt. Durch stärkere Muskelanspannung kann entweder die Griffkraft verstärkt oder die Greifgeschwindigkeit verändert werden. Damit wird den Patienten die Möglichkeit gegeben, mit minimalen Muskelanspannungen viele Funktionen proportional zu beherrschen.

Gleichzeitig begann man mit der Entwicklung eines körperfernen Kunstarmes, der durch phonoakustische Steuerung betrieben wird. Bei dieser Prothese ist der Patient nicht von Hilfs- oder Ersatzmuskeln zur Betätigung seiner Prothese abhängig. Er gibt über ein Kehlkopfmikrophon sein Kommando, das in eine bestimmte programmierte Bewegung umgesetzt wird. Auf diese Weise kann er z. B. einen Löffel zum Munde führen oder ein Glas anheben. Die Energiequelle kann elektrischer Strom oder komprimierte Kohlensäure sein. Die Versuche mit diesem Kunstarm stehen jedoch noch in den Anfängen.

Seit 1964 beschäftigen sich auch Forschungszentren in *Österreich* und *Italien* sowie in anderen Ländern damit, elektrische Steuerungssysteme für Unterarmprothesen zu entwickeln und zu verbessern.

Dieser kurze Überblick zeigt, wie sich dank intensiver Forschungsarbeiten der Kunstarmbau und die Kunstarmsteuerung immer weiter entwickelt und verbessert haben. Besonders in den letzten 20 Jahren wurde in vielen Ländern der Erde sehr aktiv auf dem Gebiet der Prothesenentwicklung gearbeitet. Uns stehen heute hochentwickelte Eigenkraft- und Fremdkraftprothesen zur Wiedereingliederung Armversehrter zur Verfügung. Es bleibt jedoch auch weiterhin noch viel Entwicklungsarbeit zu leisten, um sie dem gesunden Arm bezüglich Sensibilität, Funktion und Kosmetik noch mehr anzugleichen.

Prothesensysteme

Beschäftigungstherapeutinnen und Krankengymnastinnen, die in der Arbeit mit Armversehrten stehen, sollten die wesentlichen Eigenarten der Eigenkraft- und Fremdkraftprothesen und ihre Anwendungsgebiete kennen. Zur Zeit sind drei gebrauchsfähige Bausysteme bekannt:

1. die mechanischen Prothesen = Eigenkraftprothesen
2. die pneumatischen Prothesen ⎫
3. die myoelektrisch gesteuerten Prothesen ⎬ Fremdkraftprothesen

Alle Kunstarme benötigen eine *Kraftquelle*, der die Energie entnommen wird, ein *Kraftübertragungssystem*, ein *Steuerungssystem* und ein *Greiforgan*.

Über die Wahl der Versorgung ist im wesentlichen die Höhe der Amputation oder die Art der Fehlbildung entscheidend.

Die einfachste Energiequelle ist die körpereigene Kraft, da sie unabhängig von fremden Elementen ist.

Die Kohlensäure als Kraftquelle der pneumatischen Prothese ist energiereich und einfach in der Handhabung. Sie erfordert jedoch eine besondere Apparatur, z. B. eine Kohlensäureabfüllflasche, die nicht überall zur Verfügung steht.

Der elektrische Strom für die myoelektrisch gesteuerte Prothese ist dagegen praktisch in jedem Raum vorhanden, so daß man zum Aufladen der Batterie nicht an einen bestimmten Ort gebunden ist.

Die Kraftübertragung ist bei der Eigenkraftprothese am ungünstigsten, da durch die Kraftzugbandage etwa ein bis zwei Drittel der Gesamtkraft verlorengehen.

Bei der pneumatischen Prothese wird die Energie – mit wenig Verlust – durch ein Schlauchsystem übertragen. Allerdings stellen die Schläuche eine gewisse Gefahr dar, wenn sie abreißen oder verletzt werden. Die kalte Kohlensäure kann unkontrolliert ausströmen und schwere Schäden an der Haut und der Muskulatur setzen. Um derartigen Zwischenfällen vorzubeugen, sollten die Schläuche (Vulcolan-Schläuche), die im Laufe der Zeit verspröden, etwa in Abständen von fünf bis sechs Monaten erneuert werden.

Bei der elektrisch gesteuerten Prothese vollzieht sich die Kraftübertragung über dünne flexible Kabel. Der Energieverlust in diesen Leitungen ist sehr gering.

Je distaler die Amputation, desto einfacher ist die Steuerung aller drei Prothesenarten. So ergeben sich für Unterarmprothesen meistens keine Schwierigkeiten. Das bedeutet, daß die Eigenkraftprothese vornehmlich für lange Stümpfe geeignet ist, da mit abnehmender Stumpflänge auch die zur Verfügung stehenden Kraftquellen geringer werden. Bei einem sehr kurzen Stumpf reichen die körpereigenen Kräfte gerade noch aus, um eine Fremdkraftprothese zu betätigen. Doch bestehen auch hier oft noch Schwierigkeiten, die benötigten Funktionen vielseitig, sicher und gut dosiert auszuführen.

Zusammenfassend ergeben sich folgende Vor- und Nachteile:

Mechanische Prothesen

1. Vorteile:
   a) geringes Gewicht,
   b) Unabhängigkeit von der Kraftquelle,
   c) einfache Bauelemente,
   d) Rückmeldung über die Bandage,
   e) Erhaltung der Muskulatur durch Ausnützung als Kraftquelle,
   f) geringe Reparaturanfälligkeit.

2. Nachteile:
   a) Der Kraftaufwand steht in keinem angemessenen Verhältnis zum Erfolg,
   b) Gefahr der körperlichen Überforderung, besonders bei Kindern,
   c) Fehlen eines aktiven Handgelenkes mit Pro- und Supination für Oberarmstümpfe oder gleichartige angeborene Mißbildungen.

Pneumatische Prothesen

1. Vorteile:
   a) leichte Steuerungsmöglichkeit bei geringen körpereigenen Kräften,
   b) funktionelle Vielseitigkeit durch Pro- und Supinationsbewegungen im Handgelenk,
   c) gute Griffkraft.

2. Nachteile:
   a) großes Gewicht der Prothese, bedingt durch Kohlensäureflasche und schwere Gelenke,
   b) Abhängigkeit von der Kraftquelle,
   c) schneller Energieverbrauch,
   d) roboterhafte Bewegungen,
   e) Rückmeldung nur bedingt vorhanden,
   f) Reparaturanfälligkeit.

Myoelektrisch gesteuerte Prothesen

1. Vorteile:
   a) leichte Bedienung,
   b) gute Griffkraft,
   c) bedingte Rückmeldung über das Motorengeräusch der Kunsthand.

2. Nachteile:
   a) großes Gewicht, bedingt durch Batterie und Kunsthand,
   b) Abhängigkeit von der Kraftquelle,
   c) geringe Funktion (nur Öffnen und Schließen des Greiforganes),
   d) Funktionsstörung im Bereich elektrischer Felder,
   e) Reparaturanfälligkeit,
   f) nur Kunsthand als Greiforgan.

Paßteile für Prothesen (Eigenkraft)

Tabellen über Greifgeräte und künstliche Hände mit technischen Daten

Eine Prothese besteht aus Paßteilen: dem individuell angepaßten Schaft und der Bandage (Kraftübertragungssystem). Diese Teile werden vom Orthopädiemechaniker zusammengebaut.

Im einzelnen handelt es sich um: Handersatzstück, Handgelenk, Unterarmschaft oder Unterarmteil, Ellengelenk, Oberarmschaft oder Oberarmteil, Schultergelenk, Schulterschale und Bandage.

Dem Handersatz kommt besondere Bedeutung zu. Aus diesem Grund wurden Tab. 1–7 mit Besonderheiten und Angaben über Größe und Material der gebräuchlichsten, im Handel erhältlichen Greifgeräte und künstlichen Hände zusammengestellt. (Sie enthalten auch Angaben über Fremdkraft-Greifgeräte und -Hände.) Die aufgeführten Gewichte und Kräfte sind Annäherungswerte.

Bei der sich an die Tabelle anschließenden Aufstellung der Paßteile für Eigenkraftprothesen wird auf technische Daten verzichtet. Sie enthält nur Angaben über die Funktionen.

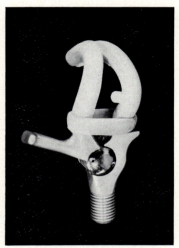

Abb. 6. Bock-Kinder-Hook. (Eigenkraftbetätigung).

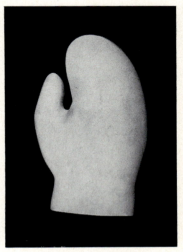

Abb. 7. Patschhand

Tabelle 1
Greifgeräte für Kinder: Eigenkraft/Fremdkraft

Name	Größen	Gewicht g	Material	Benöt. Zugkraft kp od. Betr.-Druck kp/cm²	Griff-kraft kp	Zugweg mm	Funktions-system	Grundstellung und maximale Öffnungsweite mm	Besonderheiten
1. Bock-Kinder-Hook Eigenkraft (Abb. 6)	Kinder	43	Leichtmetall mit Weichplastik-fingerlingen	je nach Gummistärke variabel		35	Eigenkraft	geschlossen 45	Von den beiden etwa parallel zur Öffnungsebene stehenden Fingern ist der bewegliche Finger mit einem hakenförmigen Daumen versehen; dient eingeklemmten Gegenständen als Gegenhalt. Finger haben auswechselbare, hautfarbene Kunststoffüberzüge.
	Jugend-liche	60				45	Öffnen: Kraftzug Schließen: Gummiring	geschlossen 60	
2. Bock-Kinder-Hook Pneumatik	Kinder	60	Leichtmetall mit Weichplastik-fingerlingen	5 kp/cm²	2,4	—	Fremdkraft Pneumatik CO_2	offen 36	siehe Bock-Kinder-Hook Eigenkraft
	Jugend-liche	122			4,1	—		offen 56	

Greifgeräte und künstliche Hände mit technischen Daten

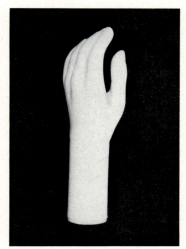

Abb. 8. Guldbransen-Filz-Kinderhand mit Plastiküberzug.

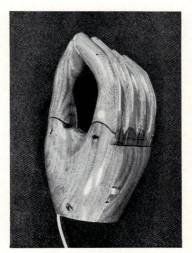

Abb. 9. Berliner Hand.

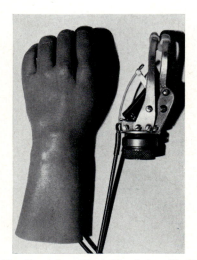

Abb. 10. Pfau-Asti-Hook-Hand (zur Verfügung gestellt von der Orthopädischen Heil- und Lehranstalt Annastift, Hannover).

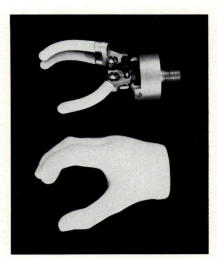

Abb. 11. Bock-Pneumatik-Kinderhand.

Tabelle 2. Kunsthände für Kinder: Passiv/Eigenkraft/Fremdkraft

Name	Größen	Gewicht g	Material	Benöt. Zugkraft kp. od. Betr.-Druck kp/cm²	Griffkraft kp	Zugweg mm	Funktionssystem	Grundstellung und maximale Öffnungsweite mm	Besonderheiten
1. Patschhand (Abb. 7)	$1/2$–2 Jahre	58	Plastikhand mit Drahtskelett und Weichplastiküberzug	–	–	–	keine Greiffunktion	–	Federnder Daumen: Gegenstände können zwischen Daumen und Handkörper eingeklemmt werden; sonst nur zum Stützen, Andrücken und Gegenhalten.
2. Guldbransen-Filzkinderhand (Abb. 8)	$6^{1}/_{2}$ $6^{3}/_{4}$	145	Filzhand mit Plastiküberzug	–	–	–	keine Greiffunktion	–	Steifer Daumen; biegbare Finger; Einsatz siehe Patschhand.
3. Berliner Greifhand (Abb. 9)	$5^{1}/_{2}$ $6^{1}/_{2}$	165	Holz	leicht: 1,7 mittel: 2,0 normal: 2,7 stark: 4,5	0,1 0,3 0,4 0,6	20	Eigenkraft Öffnen: Kraftzug Schließen: Federzug	geschlossen 40	Daumen in Oppositionsstellung; nur im Grundgelenk beweglich. Die 4 Finger bewegen sich als Gruppe im Grundgelenk gegen den Daumen. Fingerbeeren aus Schaumgummi. Überstrecksperre bei Handschluß mit passiver Blocksperrung. Federspannung in 4 Stellungen variabel. Überzug: Lederhandschuh.
4. Astri-Hook-Hand (Abb. 10)	5–8 Jahre	160	Leichtmetallskelett, Weichplastikinnenhand	3,5	2,6	45	Eigenkraft Öffnen: Kraftzug Schließen: Federzug	geschlossen 45	Hand mit Hook-Funktion. Überzug: Kosmetikhandschuh.
5. Bock-Pneumatikkinderhand (Abb. 11)	$5^{1}/_{2}$	125	Leichtmetallskelett, Weichplastikinnenhand	5 kp/cm²	1,9	–	Fremdkraft Pneumatik CO_2	offen 42	Der opponierte Daumen und die 2 Greiffinger bewegen sich im Grundgelenk. 4. und 5. Finger sind aus Weichplastik. Plastikinnenhand hautfarben und abwaschbar; mit und ohne Kosmetikhandschuh zu tragen.

Greifgeräte und künstliche Hände mit technischen Daten 11

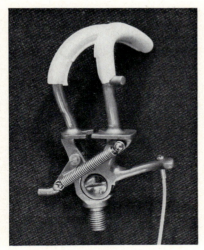

Abb. 12. Standard-Hook 53.

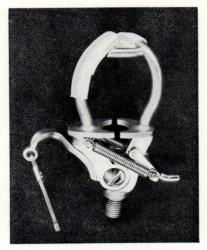

Abb. 13. Standard-Hook 58.

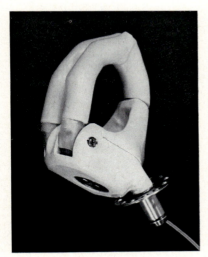

Abb. 14. Dreifingergreifer.

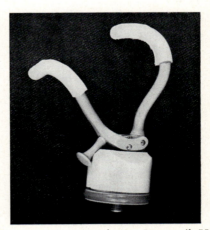

Abb. 15. Bock-Erwachsenen-Pneumatik-Hook.

Tabelle 3. Greifgeräte für Erwachsene: Eigenkraft/Fremdkraft

Name	Größen	Gewicht g	Material	Benöt. Zugkraft kp. od. Betr.-Druck kp/cm²	Griffkraft kp	Zugweg mm	Funktionssystem	Grundstellung und maximale Öffnungsweite mm	Besonderheiten
1. Standard-Hook 53 (Abb. 12)	112	155	Leichtmetall	schwach: 4 stark: 9,6	2 5	35	Eigenkraft Öffnen: Kraftzug Schließen: Federzug	geschlossen 65	Fingerstellung 30 Grad zur Öffnungsebene. Auswechselbare Fingerüberzüge: Gummi oder Kunststoff. Beweglicher Finger mit Nocken auf der Außenseite zum Halten von Schreibgeräten. Prismaförmige Aussparung an der Basis der Finger zum Halten von Werkzeugen. Umstellhebel für starke und schwache Schließkraft.
2. Standard-Hook 58 (Abb. 13)	112	145	Leichtmetall	schwach: 3,4 stark: 7	3 6	50	Eigenkraft Öffnen: Kraftzug Schließen: Federzug	geschlossen 75	Fingerstellung rechtwinklig zur Öffnungsebene. Der feststehende Finger hat einen Quernocken nach innen, dient als Tragebalken und Gegenlager. Ringförmige Aussparung an der Fingerbasis. Hook-Daumen angeschraubt; besonders lang und tief ausgebuchtet. Fingerüberzüge und Federn wie oben. Der Hook bietet vielseitige Haltemöglichkeiten, insbesondere von Werkzeugen.
3. Dreifingergreifer (Abb. 14)	100	280	Gehäuse aus elox. Leichtmetall; Finger aus hartem Kunststoff	entsprechend der gewählten Federstärke und Federvorspannung zwischen 1–8 kp		70	Eigenkraft Öffnen: Kraftzug Schließen: Federzug	geschlossen 80	Daumen steht fest. Die 2 Finger sind im Grundgelenk beweglich. Sie spreizen sich beim Öffnen, ermöglichen Kombinationen von Dreibacken-, Spitz- und Spreizklemmgriff. Innenseite der Finger mit Mulde versehen, besserer Halt für Werkzeuge. Daumen und die 2 Finger haben hautfarbene, auswechselbare Weichplastikfingerlinge mit plattflächigen Fingerspitzen. Automatische Sperrung in allen Öffnungsweiten.

Name		Größen	Gewicht g	Material	Funktion		Besonderheiten
4. Bock-Erwachsenen-Pneumatik-Hook (Abb. 15)		147	160	Metall-skelett	5 kp/cm² 5,5	Fremdkraft CO_2 offen 64	Finger rechtwinklig zur Öffnungsebene; sonst wie Kinder-Hook.

Tabelle 4

Kunsthände für Erwachsene: passiv

Name	Größen	Gewicht g	Material	Funktion	Besonderheiten
1. Filzhand	7 7¼ 7½ 7¾ 8 8¼	200	Blockfilz	Daumen im Grundgelenk federnd beweglich	Die Hand gibt es mit zwei verschiedenen Daumenstellungen: a) in Opposition (besser zum Radfahren) b) als seitlich anliegender Daumen (günstiger zum Tragen einer Tasche). Kleine Gegenstände, z. B. Bleistifte, lassen sich gut zwischen die biegbaren Finger klemmen. Finger sind mit und ohne Drahtversteifung erhältlich. Fingerbeeren rund. Filzhand ist mit und ohne Kugelhandgelenk lieferbar. Überzug: Prothesenhandschuh.
2. Lederhand	7¼ 7½ 7¾ 8 8¼	190	Leder	Daumen im Grundgelenk federnd beweglich	Finger nicht biegbar und unbeweglich. Fingerbeeren rund. Ring- und Kleinfinger als Tragehaken ausgebildet. Hand lieferbar mit Daumenstellung: a) in Opposition (s. o.), b) als seitlich anliegender Daumen (s. o.). Lederhand mit und ohne Kugelhandgelenk erhältlich. Überzug: Prothesenhandschuh.

Tabelle 5

Kunsthände für Erwachsene: Eigenkraft

Name	Größen	Gewicht g	Material	Benöt. Zugkraft kp	Griffkraft kp	Zugweg mm	Funktionssystem	Grundstellung und maximale Öffnungsweite mm	Besonderheiten
1. Berliner Hand (Abb. 9)	6³/₄ 7 7¹/₄ 7¹/₂ 7³/₄ 8 8¹/₄ 8¹/₂	270	Holz	1,5 2,5 5 6	leicht: 0,3 mittel: 0,8 normal: 1,1 stark: 1,5	25	Eigenkraft Öffnen: Kraftzug Schließen: Federzug	geschlossen 50	Finger und Daumen nur im Grundgelenk beweglich. Fingerbeeren aus Schaumgummi. Überstrecksperre bei Handschluß mit passiver Blockierung. Federspannung in 4 Stellungen variabel. Innenzug für Oberarme. Außenzug für Unterarme. Überzug: Lederhandschuh.
2. Bock-Greifhand	7¹/₄ 7¹/₂ 7³/₄ 8	270	Glasfaserverstärktes Gießharz; Daumen und Greiffinger haben Weichplastiküberzüge. 4. und 5. Finger aus Weichplastik	1,2 2,7 4,5 5,8 7	sehr leicht: 0,25 leicht: 0,8 normal: 1,4 stark: 1,7 sehr stark: 2,2	35	Eigenkraft Öffnen: Kraftzug Schließen: Federzug	geschlossen Spitzgriff: 70 Hook-Griff: 45	Öffnen in 2 Ebenen – Dreibackengriff; Griffkraft einstellbar. Daumen steht in Opposition. Zeige- und Mittelfinger eingliedrig und hakenförmig (Tragehaken). Fingerlinge besitzen zur besseren Haftung auf der Hohlhandseite Relieflleisten. Hand wird bei der Arbeit ohne Handschuh getragen, um maximale Öffnungsweite zu erhalten. Lederhandschuh nicht handelsüblich, muß mit besonders breitem Daumenzwickel angefertigt werden. Hand mit Innen- und Außenzug lieferbar.

Greifgeräte und künstliche Hände mit technischen Daten 15

3. Bock-System-Einzughand (Abb. 16)	6³/₄ 7¹/₄ 7³/₄	190 250 300	Leichtmetall-skelett und Weichplastik-überzug	4,1	60	Eigenkraft Öffnen: Kraftzug Schließen: Federzug	geschlossen 6³/₄ / 62 7¹/₄ / 72 7³/₄ / 82	Die 2 Greiffinger bewegen sich zusammen gegen den beweglichen Daumen. Die Finger können seitlich geringgradig gebogen werden. Griffkraft verstellbar, jedoch kompliziert. Innenhand aus Weichplastik mit runden oder flachen Fingerbeeren. Kann ohne Handschuh getragen werden. Kraftzug: volar oder zentral. Überzug: Leder- oder Kosmetikhandschuh.
4. Bock-System-Zweizughand	6³/₄ 7¹/₄ 7³/₄	210 275 320	Leichtmetall-skelett und Weichplastik	variabel mit Greifzugspannung bei 4 1,1	60	Eigenkraft Zweizug Öffnen: Federzug Schließen: Kraftzug	geschlossen oder offen 6³/₄ / 62 7¹/₄ / 72 7³/₄ / 82	siehe Systemeinzughand; alternierender Sperrmechanismus. Öffnen relativ unabhängig von der Griffkraft. Kraftzug: volar oder zentral.
5. Robin-Aids-Hand (Abb. 17)	6 6¹/₂ 7 7¹/₂ 8 8¹/₂ 9	330	Leichtmetall-skelett und Weichplastik	6,5	30	Eigenkraft Öffnen: Kraftzug Schließen: Federzug	geschlossen je nach Daumen- und Fingerstellung 7¹/₂ / 40–70	Besonders gut für transkarpale und Handteilamputationen. Daumen in 2 Positionen passiv einstellbar. Alle 4 Finger im Mittelgelenk, Finger 2, 4 und 5 auch im Grundgelenk passiv verstellbar. Sie bewegen sich auf gemeinsamer Achse im Grundgelenk. Runde Fingerbeeren. Überzug: Kosmetikhandschuh; Lederhandschuh für die Arbeit.

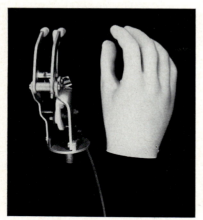

Abb. 16. Bock-System-Hand (Einzug).

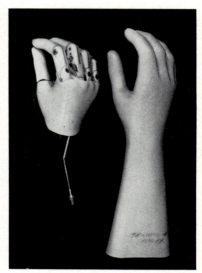

Abb. 17. Robin-Aids-Hand.

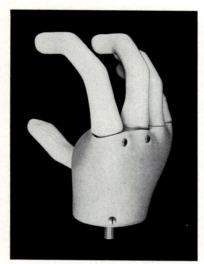

Abb. 18. Bock-Greifhand (Pneumatik).

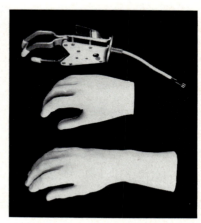

Abb. 19. Bock-System-Elektrohand.

Greifgeräte und künstliche Hände mit technischen Daten

Tabelle 6

Kunsthände für Erwachsene: Fremdkraft

Name	Größen	Gewicht g	Material	Benöt. Betr.-Druck kp/cm² Betr.-Spannung V	Griff-kraft kp	Zugweg mm	Funktions-system	Grundstellung und maximale Öffnungsweite mm	Besonderheiten
1. Bock-Greifhand-Pneumatik (Abb. 18)	$7^{1}/_{4}$ $7^{1}/_{2}$ $7^{3}/_{4}$ 8	285	siehe Bock-Greifhand Einzug	5 kp/cm²	6	–	Pneumatik CO_2	offen Spitzgriff 70 Hook-Griff 40	siehe Bock-Greifhand Einzug.
2. Bock-System-Pneumatik-hand	$6^{3}/_{4}$ $7^{1}/_{4}$ $7^{3}/_{4}$	180 250 295	Leichtmetall-skelett mit Weichplastik	5 kp/cm²	6	–	Pneumatik CO_2	offen siehe Bock-System-Einzughand	siehe Bock-System-Einzughand.
3. Heidelberger Pneumatik-hand	$7^{3}/_{4}$	320	Holz	5 kp/cm²	5	–	Pneumatik CO_2	geöffnet 65	4 Finger unbeweglich; Daumen beweglich; mechanische Sperre im Handschluß.
4. Bock-System-Elektrohand Z 6 (Abb. 19)	$6^{3}/_{4}$ $7^{1}/_{4}$ $7^{3}/_{4}$	310 420 420	Leichtmetall-skelett mit Weichplastik	12 V	3 10 10	– – –	Gleichstrom Monozellen Trocken-batterien; aufladbar	$6^{3}/_{4}$ 60 $7^{1}/_{4}$ 90 $7^{3}/_{4}$ 90 arretiert in jeder Stellung	Greifgeschwindigkeiten: $V_m = 4$ cm/sec $V_m = 7$–8 cm/sec $V_m = 7$–8 cm/sec Batteriefüllung reicht für 2 Tage. Rückmeldung: Nachgreifen möglich, um Gegenstände fester zu halten.

Tabelle 7

Kosmetische Handüberzüge und Kosmetikhände für Kinder und Erwachsene: passiv

Name	Größen	Länge mm	Material	Pflege	Besonderheiten
1. Püschel-Handüberzug	20 verschiedene Größen	390	Weichplastik	Waschen mit klarem Wasser und milder Seife; hartnäckige Flecken mit Waschbenzin	mittlere Qualität. Füllhand mit Drahteinlage in den Fingern.
2. Realastik-Handüberzug	Kleinkinder Kinder Jugendliche Damen Herren	a) halbe b) ganze Unterarmlänge	Weichplastik	Waschen mit kaltem Wasser und einer milden Seife; evtl. mit weicher Handwaschbürste. Reinigungs- und Pflegecreme werden mitgeliefert. Bei regelmäßiger Pflege bleibt der Handschuh geschmeidig und hält länger	Zwei Qualitäten: schwere – ganz durchgefärbt, wirkt sehr natürlich. Störend sind Nahtstellen und Reißverschluß, führen vom Stulpenrand bis in die Hohlhand. leichte – unterfärbt, wirkt wenig farbfrisch und nicht echt; keine Nahtstellen. Verminderte Haltbarkeit. Für beide Qualitäten gibt es eine Füllhand mit Drahteinlagen in den Fingern. Realastik hat große Farbauswahl (24 Farben)
3. Bock-Kosmetik-Handüberzug	Herren Damen Kinder	80 180 100	Weichplastik	Tägliche Reinigung mit Reinigungscreme 640 Z 4. Creme auftragen, einmassieren und mit weichem Tuch abreiben. Zum Schutz die so gereinigte Hand nochmals mit der Reinigungscreme einreiben	Der kosmetische Handüberzug paßt für alle Bock-System-Hände und über die passive Innenhand. Füllhand mit Drahteinlage in den Fingern.
4. Pfau-Kosmetikhand	7 verschiedene Größen nach Maßangaben der gesunden Hand	Stulpenlänge nach Größen	Weichplastik; Füllung: Silikon Kautschukschaummasse	Hand mindestens täglich einmal sorgfältig mit Wasser und Seife waschen	Schwere Qualität. Hand nahtlos gegossen (auch mit Reißverschluß lieferbar). Matte Oberfläche; kein Schutzlack erforderlich.

Handgelenke und Handgelenkzusätze für Unter- und Oberarmprothesen

Die Handgelenke sind im allgemeinen passiv. Sie sollen ein rasches Austauschen des Handersatzes ermöglichen und der Hand eine gute Gebrauchsstellung geben.

Kosmetikhandgelenk. Für Schmuckarme konstruiert.

Leichthandgelenk. In Kinder-, Erwachsenen- und Jugendlichengrößen. Indiziert, wenn besonders geringes Gewicht im Vordergrund steht und gleichzeitig der Handersatz selten ausgewechselt wird.

Rastenhandgelenk. Vorwiegend für Schwerarbeiter.

Rastenloses Handgelenk. Am meisten verwendet, ermöglicht stufenloses Drehen und Fixieren des Greifgerätes.

Universalhandgelenk. Für gewebsverstärkte Gießharzschäfte oder mit Anschlußmöglichkeit für Rohrskelett.

Durch die flache, ovale Form ist eine bessere Angleichung an den Kosmetikhandschuh möglich. Sie entspricht mehr dem natürlichen Handgelenk. Das Gelenk erlaubt ein passives, stufenloses Einstellen der Hand oder des Hooks in allen drei Ebenen. Der Patient kann es selbst in jeder gewünschten Stellung fixieren.

Flexionszusatz. Der Flexionszusatz dient zur Ergänzung eines Rastenhandgelenkes oder rastenlosen Handgelenkes und des Leichthandgelenkes. Er erlaubt ein passives, stufenloses Einstellen der Hand in Dorsal- und Volarflexion, Ulnar- und Radialabduktion sowie Pro- und Supination in der Flexionsstellung. Oberarmamputierte, die ihren Prothesenarm als zu starr empfinden, begrüßen die zusätzliche Bewegungsmöglichkeit sehr. Sie können ihre Hand in günstige Gebrauchsstellung bringen, z. B. bei Büroarbeiten, beim Essen, bei Haushaltsarbeiten usw. Erfahrungsgemäß sollte, mit Ausnahme von Schwerarbeitern, jeder Armamputierte eine Handflexionsmöglichkeit erhalten. Beim Universalhandgelenk erübrigt sich der Flexionszusatz.

Dreh-Flexionsansatz. Bei Unterarmprothesen ermöglicht der Drehansatz die Ausnutzung der Pro- und Supination des Unterarmstumpfes zur Feineinstellung des Handersatzstückes. Die Drehung wird vom Stumpf über eine Drehkappe auf das Gelenk übertragen. Anstelle des Drehansatzes kann auch ein Kugellagerdrehring (Drehringprothese) in den Kunstarm eingebaut werden. Die Drehung liegt dann ellenbogengelenksnah, so daß das Handgelenk besser kosmetisch ausgebildet werden kann. Der Dreh-Flexionsansatz für Oberarme ist nur bei doppelt Amputierten indiziert. Er hat eine Sperrvorrichtung, die es erlaubt, ihn in zwölf verschiedenen Drehrichtungen zu fixieren. Bei gelöster Sperre und gesperrtem Ellengelenk wird der Beugezug für die aktive Drehung des Ansatzes ausgenutzt.

Darüber hinaus kann das Handersatzstück in dem Flexionsgelenk noch in die günstigste Handgelenkbeugestellung passiv eingestellt werden.

Ellengelenke für Unter- und Oberarmprothesen

Das Ellengelenk gibt dem Oberarmamputierten die Möglichkeit, den Unterarm zu beugen und zu strecken sowie in jeder gewünschten Stellung zu sperren und zu entsperren.

Balser-Ellengelenk. Das rastenlose Gelenk gibt es in zwei verschiedenen Ausführungen, aktiv mit Sperrzugsbetätigung durch Kraftzugbandage, passiv mit Sperrbügelbetätigung durch die erhaltene Hand oder an Gegenständen, z. B. einer Tischkante.

Der Beugebereich des rastenlosen Ellengelenkes liegt ungefähr zwischen 170 Grad und 40 Grad.

Am Oberarmschaft ist es mit einer Konusbremse befestigt, die die passive Sichelbewegung des Unterarmes ermöglicht und mit einer Flügelmutter mehr oder weniger festgestellt werden kann.

Bei der alternierenden Sperre muß der Sperrzug nach jedem Sperren wieder völlig entspannt werden, um den neuen Schaltvorgang möglich zu machen. Das Sperrzugkabel darf nicht zu kurz oder zu stramm eingestellt werden, weil sonst das Gelenk unter der Belastung und der damit verbundenen Anspannung des Zuges durchrutscht.

Hosmer-Ellengelenk. Aktives Rastengelenk mit Sperrzugsbetätigung, das in acht verschiedenen Stellungen blockiert werden kann.

Zum Entsperren des Gelenkes muß ein Gleichgewicht zwischen Beugezugspannung und Unterarmbelastung bestehen. Im übrigen gelten für die Bedienung und Einstellung die gleichen Bedingungen wie beim rastenlosen Ellengelenk von BALSER.

Bock-Ellengelenk. Rastengelenk mit passiver Sperre. Die Betätigung der Sperre erfolgt durch einen Nocken am Unterarm.

Ellengelenk aus Holz mit Bolzenfeststellung. Passive Sperre, Betätigung durch einen Nocken am Unterarm.

Hosmer-Ellengelenksperrschienen. Sie sind in zwei verschiedenen Ausführungen und drei verschiedenen Größen erhältlich:

mit Stumpfbetätigung für ultrakurze Unterarmstümpfe;

mit Zugbetätigung für überlange Oberarmstümpfe.

Schultergelenke

Es stehen verschiedene passive Gelenke zur Verfügung. Das *Abduktionsbeugegelenk* und das *Kugelgelenk* ermöglichen eine Abduktion und Beugung und haben sich in der Praxis am besten bewährt. Beim Abduktionsbeugegelenk lassen sich beide Bewegungen getrennt bremsen, während die Bremsung beim Kugelgelenk auf beide Bewegungen gleichzeitig wirkt.

Eigenkraftprothesen

Finger- und Daumenersatz

Der Verlust eines Daumens ist für die Handfunktion ein großes Hindernis. Sein künstlicher Ersatz soll daher möglichst funktionstüchtig und zugleich kosmetisch befriedigend sein. Operativ bieten sich verschiedene Möglichkeiten an, jedoch prothetisch ist das Problem noch sehr schwer zu lösen.

Die erste Schwierigkeit besteht in der Befestigung des künstlichen Daumens an der Hand (Abb. 20). Distal vom Handgelenk ist sie, ohne die Langfinger zu behindern, kaum möglich. Am Unterarm hingegen schränkt sie die Handgelenksbeweglichkeit und die Pro- und Supination ein. Die größten Nachteile einer Daumenprothese liegen jedoch in der fehlenden Sensibilität und ihrer Unbeweglichkeit.

Der Daumenersatz bringt meistens kein zufriedenstellendes kosmetisches Ergebnis, funktionell ist er oft ein Hindernis.

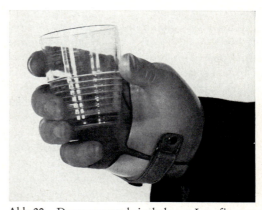

Abb. 20. Daumenersatz bei erhaltenen Langfingern.

Prothesen für Unterarmstümpfe

des Handgelenkes, ist eine apparative Versorgung auf jeden Fall angezeigt (Abb. 23 u. 24).

Offenendprothese. Mit der Offenendprothese hat man heute die Möglichkeit, Patienten mit langem Unterarm- oder Handwurzelstumpf gut zu versorgen.

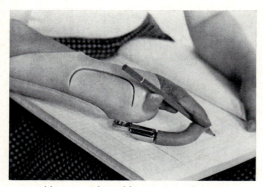

Abb. 21. Schwenkbarer Gegendaumen.

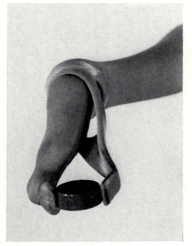

Abb. 22. Greifplatte aus Gießharz.

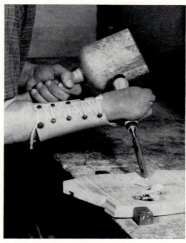

Abb. 23. Greifplatte mit Rinne zum Greifen von Werkzeugen.

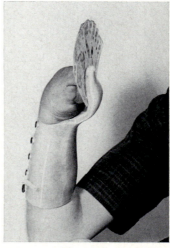

Abb. 24. Guter Griff zwischen Handstumpf und Greifplatte.

Fehlende Langfinger bei erhaltenem Daumen können zwar künstlich ersetzt werden; aber solange noch eine Greifform mit den verbliebenen Fingern und dem Daumen möglich ist, spielen bei der prothetischen Versorgung höchstens kosmetische Gesichtspunkte die größere Rolle.

Ein Ersatz ist erst dann notwendig, wenn nur ein Fingerstrahl, sei es der Daumen oder ein Langfinger, vorhanden ist (Abb. 21 u. 22).

Greifplattenprothesen

Liegt die Verletzung oder die kongenitale Fehlbildung im Bereich der Handwurzel oder

Eigenkraftprothesen

Typische Merkmale einer Offenendprothese sind
1. die distale oder seitliche Öffnung im Schaft, aus der der Stumpf herausragt;
2. die Befestigung des Hooks auf der dorsalen Seite des Schaftes;
3. die Schwenkbarkeit des Hooks nach proximal.

Der Patient kann nun seinen Stumpf auch bei angezogener Prothese ohne Behinderung gebrauchen und hat die Möglichkeit, zusätzlich den Hook als Greifgerät einzusetzen (Abb. 25–27, 129, 130).

Bei der Gebrauchsübung muß die Therapeutin den Patienten immer wieder auf die Ausnutzung der Sensibilität des Stumpfes hinweisen. Er soll Greifgerät und Stumpf sinnvoll im Wechselspiel einsetzen, wofür sich besonders bei Hausarbeit und beim Werken viele Gelegenheiten bieten.

Prothese mit übergreifender Stumpfeinbettung. Um eine gute Zug- und Druckstabilität zu gewährleisten, baut man für mittellange und kurze Unterarmstümpfe Schäfte mit übergreifender Stumpfeinbettung. Der Stumpf ver-

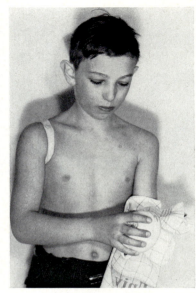

Abb. 26. Austrocknen der Tasse über dem freien Stumpfende.

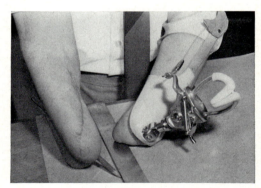

Abb. 27. Stumpf hält das Lineal fest.

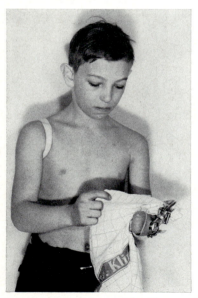

Abb. 25. Geschirrtuch im zurückgeklappten Hook befestigt.

spannt sich im Schaft mit der Beugemuskulatur gegen die Trizepssehne, wodurch sich die früher übliche, einengende Oberarmmanschette erübrigt (Abb. 28a u. b). Wegen der leichten Initialbeugung des Schaftes bleibt der Prothesenarm auch bei maximaler Streckung im Ellenbogengelenk in geringer Beugestellung. Die maximale Beugung ist nur geringfügig eingeschränkt. Bei der Unterarmversorgung ist in den meisten Fällen die neunförmige *Kraftzugbandage* angezeigt. Sie beginnt mit der Achsel-

Prothesen für Oberarmstümpfe

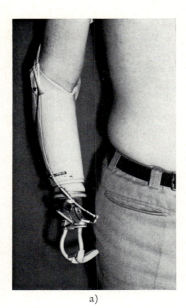

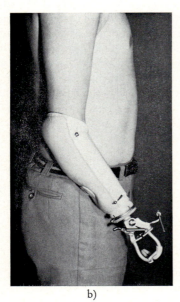

Abb. 28. Unterarmprothese mit übergreifender Stumpfeinbettung.
a) von vorn   b) von der Seite

liegenden Schulter, Auseinanderziehen der Schulterblätter und geringes Vorbringen des Prothesenarmes. Dieses Bewegungsmuster schleift sich durch Übung ein. Der Patient muß in der Lage sein, den Hook in verschiedenen Armhaltungen und Ausgangsstellungen des Körpers zu öffnen, z. B. im Stand, im Sitzen bei gestrecktem und erhobenem Arm sowie auch hinter dem Kopf und hinter dem Rücken.

Prothesen für Oberarmstümpfe

Der Oberarmschaft aus Gießharz gibt die Möglichkeit, durch die Art der Einbettung einen sehr innigen Kontakt des Stumpfes mit dem Schaft zu erzielen. Die Haftung des Schaftes darf nicht durch einen engen Schaft, in dem der Stumpf eingezwängt ist, sondern muß durch eine besondere Schaftform, die ein Verspannen der Stumpfmuskulatur erlaubt, erreicht werden. Der übergreifende Schaftrand im Schulterbereich soll nur so weit hinaufreichen, wie es für die Bequemlichkeit beim Tragen von schweren Gegenständen bzw. zur Erreichung der Zugstabilität notwendig ist.

Prothesen für kurze und mittellange Oberarmstümpfe. Der Schaft bei kürzeren Stümpfen bekommt mehr Zugstabilität durch einen weit übergreifenden Schaftrand (Schultersattel). Bei längeren Stümpfen muß die Prothese am Schulterschaftrand so weit ausgespart sein, daß der Patient sie mit Bandage selbständig an- und ausziehen kann.

Prothesen für Oberarmkondylen- oder Oberarmlangstümpfe. Durch eine exakte Einbettung kann bei Oberarmlangstümpfen auf den Schultersattel verzichtet werden, wodurch fast die volle Abduktionsfähigkeit im Schultergelenk erhalten bleibt. Die vorderen und hinteren Abstemmplatten sollten jedoch zur Erhöhung der Drehstabilität erhalten bleiben. Nur bei Dauerzugbelastung ist ein Schultersattel auch bei diesen Schäften notwendig und kann als abknöpfbarer Lederriemen ausgeführt werden.

Der Vorteil der Oberarmlangstümpfe besteht einmal in dem langen Hebelarm zur Be-

schlinge an der gegenüberliegenden Schulter und zieht zum Hook-Daumen. Die erforderliche Bewegung zum Hook-Öffnen vollzieht sich fließend durch Vorbringen der gegenüber-

dienung der Kraftzüge und zum anderen in der Möglichkeit der Offenendversorgung. Dabei wird der Oberarmschaft so gestaltet, daß die Stumpfkuppe frei bleibt.

Entscheidend für die Art der Prothese ist aber nicht allein die Länge, sondern vor allem die Funktion des vorhandenen Stumpfes. So muß z. B. ein kurzer, funktionsloser Stumpf wie eine Schulterexartikulation versorgt werden.

Bandage für die Oberarmprothese. Die Kraftzugbandage für Oberarmeigenkraftprothesen hat im allgemeinen drei Züge (Abb. 29):
Greifzug,
Beugezug,
Sperrzug.
Alle drei entspringen in der formversteiften Achselschlinge. Bei der selten angewandten Zweizugbandage hat der Unterarmbeugezug zweifache Funktion. Er beugt den Unterarm und wirkt bei gesperrtem Ellengelenk auf das Greifgerät (Handersatz). Die Züge der üblichen *Dreizugbandage* verlaufen wie folgt:

Der *Greifzug* führt vom Daumen des beweglichen Hook-Fingers (dem sogenannten Greiffinger) durch ein BOWDEN-Zuggehäuse am Unterarm entlang hinter dem Ellengelenk zur hinteren Abstemmplatte des Oberarmschaftes. Von hier zieht er weiter durch einen kräftigen, elastischen Gummigurt über den Rücken und mündet mit diesem zusammen in den hinteren unteren Teil der Achselschlinge. Das BOWDEN-Zuggehäuse wird durch eine Halterung am Unterarm und am Oberarm zusammen mit dem Gummigurt an der hinteren Abstemmplatte fixiert.

Durch ein zusätzlich auf die BOWDEN-Zugspirale aufgeschraubtes Spiralenstück kann an den Halterungen der Greifzug geringfügig verlängert und verkürzt werden.

Funktion. Vorbringen der Schulter mit der Achselschlinge. Viele Prothesenträger bringen beide Schultern nach vorn (machen einen „Katzenbuckel"). Hierdurch wird der Kraftaufwand zum Hook-Öffnen erheblich verringert. Bei der Einzugbandage oder Neunerbandage hat das keine Nachteile und erweist sich als sehr günstig. Bei der Dreizugbandage werden jedoch leicht durch das Vorbringen der Schultern die anderen Züge mit gespannt. So beugt sich beim Hook-Öffnen gleichzeitig der Prothesenarm, oder das Ellengelenk rastet ein.

Der *Beugezug* ist durch einen Klemmnippel im Unterarmschaft (in der Nähe des Ellengelenkes) fixiert. Er läuft als Perlonkabel vorn über die Abdeckkappe des Ellengelenkes, durch

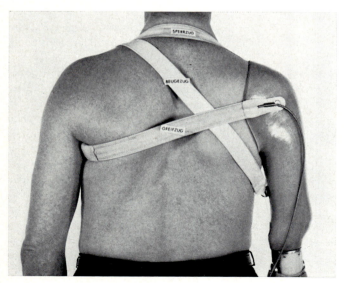

Abb. 29. Dreizugbandage für Oberarmeigenkraftprothese.

eine Führungsöse medial am Oberarmschaft entlang und weiter als unelastischer Gurt quer über den Rücken in den vorderen oberen Teil der Achselschlinge. Am Klemmnippel im Unterarmschaft kann der Beugezug verlängert oder verkürzt werden.

Funktion. Beugung des Unterarmes durch Vorbringen und ggf. gleichzeitige Abduktion des Oberarmstumpfes.

Der *Sperrzug* verläuft vom Ellengelenk dem Oberarmschaft entlang, über den Nacken und endet vorn oben in der Achselschlinge. Er besteht aus einem Perlonsenkel (aus dem Ellengelenk kommend) und einem Perlonkabel. Sie sind mittels einer Öse und einer verstellbaren Schlinge miteinander verbunden. Hierdurch ist eine Feineinstellung möglich (Abb. 30). An der vorderen Schulterabstemmplatte, im Bereich des Humeruskopfes, läuft das Sperrzugkabel durch eine Lederlasche in den Gummigurt. Sie darf auf keinen Fall zu hoch angebracht sein, da sonst die Funktion beeinträchtigt wird. Über den Nacken zieht das Kabel durch einen breiten Gummigurt und mündet in der Achselschlinge.

Funktion. Sperren oder Entsperren des Ellengelenkes durch Anspannen der Nackenmuskulatur (Einziehen des Kinns); Herunterdrücken der Prothese (Oberarmstumpf wird in den Schaft gestoßen); Zurückführen des Prothesenarmes.

Die Betätigung des Sperrzuges, unabhängig von den anderen Funktionen, bereitet im Vergleich zum Beuge- und Greifzug die meisten Schwierigkeiten.

Prothesen für Schulterexartikulation und Schultergürtelamputation

Bei Prothesen für Schulterexartikulation und Schultergürtelamputation ist ein *Oberarmteil* mit Verbindung von Ellengelenk und Schultergelenk notwendig. Es kann aus Gießharz oder einem zentralen Rohr mit Schaumstoffummantelung bestehen.

Die Entwicklung der Rohrskelettprothesen ist allerdings noch nicht abgeschlossen. Es werden noch Versuche mit verschiedenen Schaumstoffen unternommen, und die einzelnen Gelenke sind bis jetzt nur teilweise handelsüblich. Der Vorteil der Rohrskelettprothese liegt in dem guten kosmetischen Effekt.

Die *Bandagen* der Prothesen für Schulterexartikulation und Schultergürtelamputation haben zwei Aufgaben zu erfüllen:
1. die Prothese am Körper zu halten und
2. die Kraft und die Bewegungen der Schultergürtelmuskulatur auf die Prothese zu übertragen und sie zu steuern.

Dreizugbandage bei Prothese für Schulterexartikulation. Bei der Prothese für eine Schulterexartikulation wird die Haftung überwiegend durch die Einbettung gewährleistet. Aus diesem Grund kann der Patient mit drei funktionellen Zügen versorgt werden:
Greifzug (Brustgurt),
Beugezug,
Sperrzug (Nackenzug).

Der *Greifzug* verläuft vom Hook-Daumen ausgehend am Prothesenunter- und Oberarm

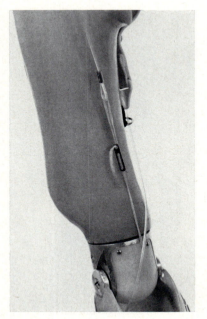

Abb. 30. Verbindung Perlonkabel und -senkel zur Feineinstellung am Sperrzug.

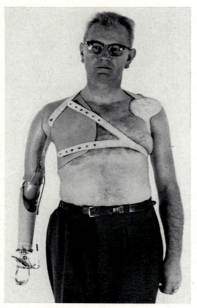

Abb. 31. Prothese für Schulterexartikulation mit Dreizugbandage.

entlang zum hinteren unteren Teil der Schulterschale. Von dort zieht er über den Rücken durch eine Pelotte am Schulterblatt entlang zur Vorderseite, quer über den Brustkorb und endet verstellbar in einem gegabelten Lederriemen. Dieser ist oben und unten an der Schulterschale abknöpf- und verstellbar angebracht.

Funktion. Durch Einatmung, Dehnung des Brustkorbes und Verdrehen des Schulterblattes öffnet sich das Greifgerät.

Der *Beugezug* entspringt einer eigenen Achselschlinge und läuft quer über den Rücken, außen am Oberarm entlang zum Ellengelenk.

Funktion. Durch Vorbringen der gesunden Schulter wird das Ellengelenk gebeugt.

Der *Sperrzug* hat den gleichen Verlauf wie bei Oberarmprothesen (Abb. 31).

Dreizugbandage mit Hüftgürtel bei Prothese für Schulterexartikulation. Da der Brustgurt bei Frauen nicht gut anzuwenden ist, wählt man für sie die Anordnung der Kraftzüge wie folgt: *Sperr-* und *Greifzug* werden an der Achselschlinge, wie bei der Oberarm-

dreizugbandage, fixiert. Der *Beugezug* läuft vom Unterarm nach hinten zur Schulter (eventuell durch den Oberarmschaft) über eine Rolle oder einen Umlenkhebel und wieder herunter bis zu einem Hüftgürtel mit Taillenversteifung.

Funktion. Durch das Heben der Schulter gegen den Hüftgürtel wird der Arm gebeugt.

Zweizugbandage bei Prothese für Schultergürtelamputation. Bei Schultergürtelamputationen steht nur noch die Hälfte des Schultergürtels für die Betätigung der Eigenkraftprothese zur Verfügung. Darum kann man Patienten mit Schultergürtelamputationen meist nur mit zwei Kraftzügen, dem *Greif-* und dem *Beugezug*, versorgen. Das Ellengelenk wird passiv mit der anderen Hand oder an einer Tischkante gesperrt (Abb. 32 u. 33).

Doppelseitige Prothesenversorgungen

Im Gegensatz zu einem einseitig Amputierten, der auch ohne Prothese unabhängig sein kann, ist der Ohnarmer, besonders der Doppeloberarmamputierte, unbedingt auf eine

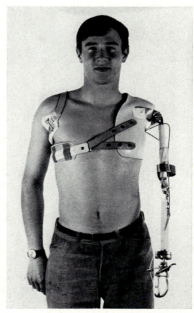

Abb. 32. Rohrskelettprothese für Schulterexartikulation mit Zweizugbandage (Rohbau).

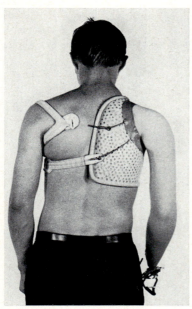

Abb. 33. Fertige Rohrskelettprothese für Schultergürtelamputation mit Zweizugbandage.

Prothese angewiesen. Sie ermöglicht es ihm, eine begrenzte Unabhängigkeit zu erlangen und einer Beschäftigung nachzugehen.

Auf die unterschiedlichen Bausysteme der Versorgung soll hier nicht näher eingegangen werden. Es seien nur einige wichtige Details erwähnt.

Der Doppelamputierte hat die Wahl, sich ein- oder beidseitig versorgen zu lassen.

Bei beidseitigen Amputationen oberhalb des Ellenbogengelenkes ist aus funktionellen Gesichtspunkten in den meisten Fällen eine einseitige Versorgung angezeigt. Die doppelseitige Prothese kann den Patienten gewichtsmäßig zu sehr belasten und ihn in seiner Beweglichkeit, z. B. bei beidseitiger Schulterexartikulation, hemmen.

Bei doppelseitiger Versorgung wird für die dominante Seite der Kunstarm mit den meisten Funktionen gegeben. Der Begriff „Dominanz" beschränkt sich hierbei nicht nur auf ursprüngliche Rechts- oder Linkshändigkeit, sondern bezieht sich auch auf die besseren noch erhaltenen Funktionen des Stumpfes. So kann z. B. ein ursprünglich rechtshändiger Ohnhänder die linke Prothese bevorzugen, bedingt durch den längeren Stumpf dieser Seite.

Ob eine Fremdkraft- oder Eigenkraftversorgung angezeigt ist, muß nach Erwägung der jeweiligen Vor- und Nachteile individuell in jedem Einzelfall entschieden werden.

Erfahrungsgemäß hat sich eine Versorgung mit dem Hook auf einer Seite und der BOCK-System-Hand auf der anderen Seite gut bewährt. Der Vorteil des Hooks liegt in der Wendigkeit beim Greifen, der Vorteil der Hand in der besseren Haltemöglichkeit.

Wichtige Funktionen, die dem Kunstarm auf keinen Fall fehlen dürfen, sind die Pro- und Supination sowie, wenn möglich, auch die Flexion im Handgelenk (Dreh-Flexionszusatz).

Bei doppelseitiger Versorgung gibt es für das Bandagensystem zwei Lösungen:

1. Jeder Arm wird mit einer separaten Bandage versorgt. Der Patient kann die Prothesenarme einzeln tragen, z. B. bei der Ar-

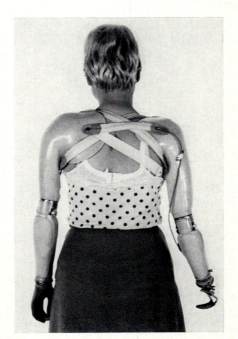

Abb. 34. Miteinander verbundene Bandagen bei doppelseitiger Versorgung.

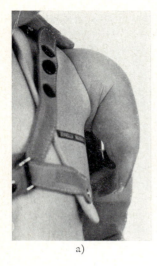 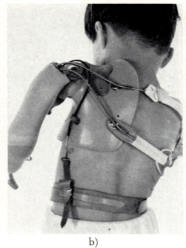 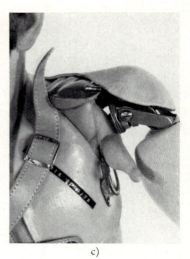

Abb. 35. Sperrzugbetätigung.
a) durch phokomele Hand b) durch Rumpfseitbeugung c) durch Schulterheben

beit nur den funktionsreichen und zum Ausgehen zusätzlich den funktionsärmeren Kunstarm.

2. Die Bandagen beider Prothesenarme werden miteinander gekoppelt (Abb. 34). Auf diese Weise kann man einen Kraftzug sparen, den Kraftaufwand verringern und das selbständige An- und Ausziehen der Prothesen bei hohen Amputationen erleichtern.

Besonderheiten an Kinderprothesen

Die Prothesen für Kinder mit Amputationen oder Peromelien entsprechen im Prinzip den Greifarmen für Erwachsene. Dazu gehört die Unterarmprothese mit Neunerbandage ebenso wie die Oberarmprothese mit Dreizugbandage.

Um eine optimale Lösung der prothetischen Versorgung von Kindern mit Phokomelien oder kurzen Ektromelien zu finden, wurden in den letzten Jahren versuchsweise Eigenkraftrohrskelettprothesen angewandt. Sie entsprechen den Prothesen für Schulterexartikulation und Schultergürtelamputation.

Indiziert sind Eigenkraftprothesen, wenn die muskuläre Kraft des Kindes für die Betätigung der Bandagenzüge ausreicht und eine funktionstüchtige Hand auf der Gegenseite vorhanden ist, so daß eine Zusammenarbeit mit der Prothese möglich ist.

Greifzug und *Beugezug* haben den gleichen Verlauf wie bei Prothesen für Schulterexartikulation. Die Betätigungsmöglichkeiten für den *Sperrzug* sind aufgrund der vielgestaltigen Fehlbildungen verschieden.

Folgende Ausführungen wurden ausprobiert:

1. Betätigung eines am Prothesenoberarm angebrachten Sperrhebels durch die phokomele Hand (Abb. 35a).
2. Betätigung eines am Taillengurt befestigten Sperrzuges durch Seitneigung oder Heben der Schulter (Abb. 35b).
3. Betätigung durch Druck gegen eine mit dem Sperrzug verbundene Kappe über dem Akromion (Abb. 35c).

Schulter- und *Sichelgelenk* sind passiv und können vom Kind mit dem Fuß, Knie oder an Gegenständen, wie z. B. am Tisch, eingestellt werden.

Auch im *Handgelenk* ist nur eine passive Drehbewegung möglich. Um den Hook für bilaterales Spiel mit der natürlichen Hand in die richtige Position zu bringen, benutzt das Kind die Füße oder den Mund. In wenigen Fällen ist die Einstellung des Hooks auch mit der anderen Hand möglich. Verlängerte Riemen und Klettenverschlüsse an der Bandage erleichtern das selbständige An- und Ausziehen der Prothese.

Die Versorgung eines Dysmeliekindes mit einer Eigenkraftrohrskelettprothese ist bisher noch nicht zufriedenstellend gelöst. Durch den Verzicht auf eine Fremdkraft und das dadurch geringere Gewicht ist sie zwar angenehmer als eine pneumatische Prothese, das Verhältnis von Kraftaufwand zum Erfolg ist jedoch bisher noch recht ungünstig.

Fremdkraftprothesen

Eine Fremdkraftprothese wird verordnet, wenn die erforderliche Kraft für eine Eigenkraftprothese nicht vorhanden ist oder der Energieaufwand in keinem angemessenen Verhältnis zur Leistung stehen würde. Das heißt, daß in der Regel Kinder mit doppelseitiger Amelie sowie doppelseitiger Phokomelie oder Erwachsene mit doppelseitigen hohen Amputationen eine Fremdkraftprothese bekommen.

Pneumatische Prothese

Eine pneumatische Prothese wird durch komprimierte Kohlensäure angetrieben. Über das physikalische Prinzip ist sehr ausführlich an anderer Stelle berichtet worden, so daß hier nur einige Änderungen, die das System verbessert haben, genannt werden (JENTSCHURA u. Mitarb. 1963).

Das *Handgelenk* (Pronation, Supination) wurde anfangs über ein Balgensystem betrieben, später über einen Kolben mit einem Kegelrad und Zahnsegmentantrieb. Heute erfolgt die Drehung über eine Steilspindel. Das Kinderhandgelenk wird ohne Sperre geliefert. Im Erwachsenenhandgelenk ist eine Sperre eingebaut, um eine Nachfederung des Gaspolsters auszuschließen.

Das *Ellengelenk* wurde früher ebenfalls durch einen Balgen betätigt, heute verwendet man ein Kolbensystem. Es besitzt eine automatische Blockierung für jede gewünschte Stellung.

Abfüllvorrichtung und Abfüllflasche haben einen verbesserten Betätigungsmechanismus erhalten.

Die Prothese haftet an Schulter oder Rumpf durch eine *Gießharzschale* oder *Stola*. Hierbei ist zu beachten, daß dem Patienten nicht zu viel Bewegungsfreiheit genommen und die Befestigung so ausgeführt wird, daß er möglichst ohne Hilfe seine Prothese anziehen kann.

Die Entscheidung über die Zahl der Ventile und damit der aktiv zu steuernden Bewegungen richtet sich bei Kindern nach dem Alter, sonst nach der zumutbaren Belastung und nach der Kapazität der Fremdkraft (Kohlensäure in der Prothesenflasche). Je mehr Funktionen pneumatisch auszuführen sind, desto schneller ist der Kohlensäuregehalt der Flasche verbraucht.

Wie bei der Eigenkraftprothese unterscheiden wir auch hier aktive und passive Funktionen. Die durch Ventile zu betätigenden Bewegungen sind aktiv. Man richtet sich nach den gleichen funktionellen Werten wie bei der Eigenkraftprothese.

In der Bewertung ist die wichtigste Funktion das *aktive Greifen*. An zweiter Stelle folgt das *aktive Drehen* des *Greifgerätes* im

Handgelenk (Pro- und Supination) und drittens die *aktive Beugung* und *Streckung* des *Ellengelenkes* mit automatischer Blockierung in jeder gewünschten Stellung.

Eine oder zwei Funktionen lassen sich auch durch Eigenkraftzüge ersetzen, so daß eine sinnvolle Kombination von Eigen- und Fremdkraftprothese zustande kommt, die die Vorteile beider miteinander verbindet. In Sonderfällen kann man auch das Schultergelenk oder das Sichelgelenk (Patschhandprothesen für Amelien) pneumatisch steuern. Der funktionelle Wert ist im Vergleich zu den vorher aufgezählten Bewegungen jedoch so gering, daß rein passiv einzustellende Gelenke genügen.

Die Anordnung der einzelnen Ventile richtet sich nach den Rumpf- und Gliedmaßenverhältnissen oder nach allgemeinen physiologischen Gesichtspunkten. Eine Faustregel aufzustellen ist kaum möglich, da die Fehlbildungen und Amputationen ein zu unterschiedliches Bild zeigen. Bei jedem Patienten muß die Entscheidung neu gefällt werden.

Um dem Patienten eine mehrfache Umstellung während der Schulung zu ersparen, ist eine gute Zusammenarbeit zwischen Arzt, Orthopädiemechaniker, Krankengymnastin und Beschäftigungstherapeutin erforderlich. Jeder der Beteiligten sollte vor Beginn des Prothesenbaues über die Bewegungsmöglichkeit des Patienten informiert sein, damit gemeinsam über die Lage der Ventile beraten werden kann. Bei jeder Änderung der Ventilanordnung ist die Therapeutin gezwungen, völlig neu mit der Schulung zu beginnen.

Einige Erfahrungen für eine günstige Anordnung der Ventile sind nachfolgend aufgeführt:

Für die Bedienung des *Hook-Ventils* verwendet man am besten die Körperfunktion mit dem am meisten differenzierten Gefühl. Bei Kindern ist es z. B. ein Finger oder Handstümmelchen an der Schulter (Abb. 36).

Für die *Pronation* und *Supination* ist eine gute Dosierungsfähigkeit Voraussetzung. Ist bei Kindern eine einigermaßen funktionstüchtige phokomele Hand auf der Prothesenseite

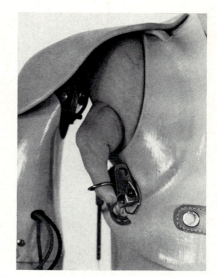

Abb. 36. Bedienung des Ventils durch einen Finger.

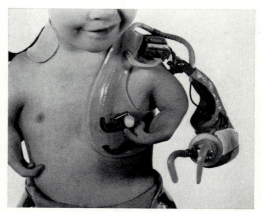

Abb. 37. Zwei Ventile übereinander, oben: Pro- und Supinationsventil; unten: Hook öffnen/schließen.

vorhanden, so versucht man zunächst einmal Hook-Ventil und Pro- und Supinationsventil nebeneinander zu legen und beide durch die Hand steuern zu lassen (Abb. 37). Besteht diese Möglichkeit nicht, so verlegt man das Pro-Supinations-Ventil gern auf die Schulter der anderen Seite. Eine Begründung hierfür ist die unabhängige Steuerungsmöglichkeit beim Essen, bei dem gleichzeitig der ganze Arm durch die Schulter geführt werden muß

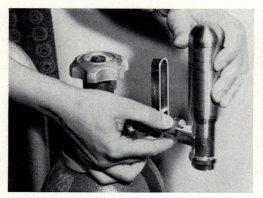 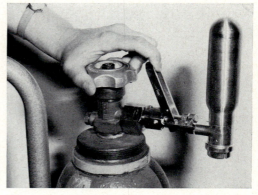

Abb. 38. Befestigung der CO_2-Flasche an der Abfüllvorrichtung.

Abb. 39. Ventilhebel nach hinten drücken, Kohlensäure fließt in die CO_2-Flasche.

und somit die Betätigung eines Ventils auf der gleichen Schulter sehr schwierig wäre.

Das *Beuge-* und *Streckventil* des Ellengelenkes erfordert eine am wenigsten differenzierte Bewegung und ist am einfachsten zu dosieren. Es liegt günstig auf der Schulter der Prothesenseite und wird durch Heben des meist gut beweglichen Akromions betätigt.

Bevor die Beschäftigungstherapeutin mit der Prothesenschulung beginnt, sollte sie die Prothese in die Hand nehmen, selbst die Funktionen gründlich ausprobieren und sich auf diese Weise mit der Prothese vertraut machen.

Die Kohlensäure (CO_2-Gas) wird aus handelsüblichen Kohlensäureflaschen entnommen, die mit einem Steigrohr ausgerüstet sein müssen. Zu empfehlen sind Kohlensäureflaschen mit 10 kg Inhalt. Flaschen mit höherem Gewicht sind zwar wirtschaftlicher, jedoch unhandlich.

Die Kohlensäure-Stahlflaschen sind gegen Umfallen ausreichend zu sichern (in einer Raumecke aufstellen). Die Raumtemperatur soll 18°–20° C nicht übersteigen.

Bei der Anbringung der Abfüllvorrichtung und zum Füllen der Prothesenflaschen (CO_2-Behälter 12 F_1) ist zu beachten:
1. Nach Abschrauben der Schutzkappe Abfüllvorrichtung 12 F_4 so aufschrauben, daß der Ventilhebel an der Abfüllvorrichtung nach oben zeigt. Zum Abschrauben der Schutzkappe und zum Anziehen der Anschlußmutter der Abfüllvorrichtung Gabelschlüssel von 3 mm Weite verwenden.
2. Entfernung eventueller Schmutzteilchen aus dem Absperrventil der Flasche und aus der Abfüllvorrichtung, dazu Absperrventil an der Flasche öffnen und Ventilhebel der Abfüllvorrichtung kurz durch Nachhintendrücken betätigen. Schmutzteilchen entweichen mit der unter Druck stehenden Kohlensäure. (Nur vor dem ersten Abfüllen notwendig.)
3. Beim Abfüllen des CO_2-Behälters nicht unmittelbar vor, sondern seitlich zur Abfüllvorrichtung stehen.
4. CO_2-Behälter vor dem Abfüllen wiegen.
5. CO_2-Behälter mittels Rändelschraube an der Abfüllvorrichtung festschrauben, dabei beachten, daß der Behälter nach oben zeigt und der Entlüfterstift in die zweite Bohrung des Druckminderers hineinragt (Abb. 38).
6. Zum Füllen des CO_2-Behälters
   a) Ventilhebel nach hinten in Richtung der Kohlensäureflasche drücken (etwa 10–20 Sek. diese Stellung halten) (Abb. 39);
   b) Hebel loslassen – Entlüfterstift öffnet das Entnahmeventil, das mit Kohlensäure vermischte Luftpolster entweicht mit zischendem Geräusch. Durch die

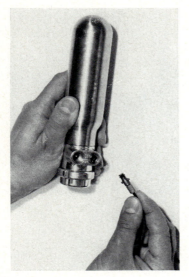

Abb. 40. Anschließen der CO_2-Flasche an die Prothese.

entstehende Unterkühlung des CO_2-Behälters ist dieser aufnahmefähig zum Nachfüllen reiner Kohlensäure;
c) Nachfüllen durch nochmaliges Drücken des Hebels nach hinten (10–20 Sek.);
d) Unter a, b, c beschriebenen Vorgang drei- bis fünfmal wiederholen:

7. CO_2-Behälter durch Lösen der Rändelschraube abnehmen.
8. CO_2-Behälter wiegen. Inhaltsgewicht darf 48 g nicht überschreiten. Leergewicht und Inhaltsgewicht sind im Boden des Behälters eingeschlagen.
9. Anschließen des CO_2-Behälters an pneumatische Prothese: Steckkupplung in das Entnahmeventil stecken und unter Druck nach rechts drehen (Bajonettverschluß) (Abb. 40).
10. Bei abgelegter Prothese Steckkupplung herausnehmen zur Vermeidung eventueller Entleerung des CO_2-Behälters.
11. Vor Austausch der großen Kohlensäureflasche Absperrventil an alter Kohlensäureflasche schließen, Ventilhebel an der Abfüllvorrichtung kurz betätigen.

Abfüllvorrichtung wie unter 2. beschrieben abschrauben.

Myoelektrische Prothese

Ein neues System in der Fremdkraftprothesentechnik ist die myoelektrische Prothese. Ihre Art der Steuerung, die zunächst nur das Öffnen und Schließen der Hand ermöglicht und später auf die Betätigung anderer Gelenke erweitert werden soll, entspricht weit mehr den physiologischen Erfordernissen, als es bei den beiden vorher genannten Systemen der Fall ist.

Seit einigen Jahren versorgt man hauptsächlich Unterarmamputierte mit dieser Prothese. Zur Auslösung einer bestimmten Bewegung werden die noch verbliebenen Funktionen der ursprünglichen Beuge- und Streckmuskulatur verwandt. Diese erzeugt bei der Kontraktion ein elektrisches Strompotential, das an der Hautoberfläche von Elektroden abgenommen und an elektrische Verstärkersysteme weitergeleitet wird. Hierdurch werden winzige Elektromotoren, die ein in der Hand eingebautes Miniaturgetriebe bewegen, an- oder abgeschaltet. Energieträger ist ein kleiner Akkumulator, den der Patient bei sich trägt. Er wird mit Hilfe eines Ladegerätes über das Stromnetz aufgeladen.

Die Elektroden werden so angelegt, daß z. B. der Befehlsimpuls zum Öffnen und Schließen der Kunsthand bei einer Unterarmprothese jeweils aus der Unterarmstreck- oder Beugemuskulatur kommt. Schon eine geringe Anspannung der Streckmuskulatur, was der Amputierte durch Heben und Strecken der Phantomhand bzw. -finger erreichen kann, bewirkt die Öffnung der Hand. Die Anspannung der Beugemuskulatur, d. h. das Senken der Phantomhand und Beugen der Phantomfinger, führt zum Schließen der Hand.

Zu Beginn der Übungen mit einer solchen Prothese werden hohe Anforderungen an die Konzentration des Patienten gestellt, da alle Führungsbewegungen des Armes die zur Steuerung benötigte Muskulatur nicht mehr beteiligen dürfen. Bei Auslösung einer Bewegung ist nur der Agonist anzuspannen, nicht aber der Antagonist, da sonst gleichzeitig die Spannung an beide Elektroden abgegeben wird und Fehlbewegungen zustande kommen können. Durch die verstellbare Empfindlichkeit der Elektrode kann die elektronische Steuerung an die vom Muskel abgegebene Aktionsspannung angepaßt werden. Um eine sichere Bedienung der Prothese zu erreichen, ist jedoch sehr viel Übung notwendig.

Ein zusätzliches Kriterium, das die Betätigung erschwert, ist der Einfluß, den die Veränderung des elektrischen Hautwiderstandes auf die Übertragung der elektrischen Spannungen ausübt. Je nach Beschaffenheit der Haut kann dieser Widerstand sich zeitlich verändern und bisweilen sehr hohe Werte annehmen. Besonders kurz nach dem Anlegen der Elektroden wird oft ein starkes Abfallen des Hautwiderstandes bemerkt, der sich erst 5 bis 10 Minuten später wieder stabilisiert. Aus diesem Grund sollte man auch die Einstellung der Elektroden erst nach dieser Zeit vornehmen. Ebenso wird man in kritischen Fällen nach Anlegen der Prothese eine gewisse Zeit abwarten müssen, um eine optimale Funktion zu erreichen. Es ist zweckmäßig, einen Ein- und Ausschalter einzubauen, damit sich bei ungewollten Bewegungen die Hand nicht öffnen kann.

Bei der Versorgung von Oberarmamputierten mit diesem System, die jedoch noch am Anfang steht, entschließt man sich mitunter für eine Kombination von Eigenkraftsteuerung und myoelektrischer Steuerung. Hierbei wird die Muskelaktionsspannung hauptsächlich vom M. biceps und M. triceps abgenommen, eventuell auch vom M. deltoideus. Der M. triceps oder der M. deltoideus werden in der Regel zum Öffnen der Hand und der M. biceps zum Schließen verwandt.

Das Beugen und Sperren des Ellengelenkes geschieht durch Eigenkraft über Bandagen mit BOWDEN-Zugsystem. Durch diese Möglichkeit der Kombination wird dem Oberarmamputierten die Betätigung seiner Prothese im Vergleich zur reinen Eigenkraftprothese sehr erleichtert.

Auch das pneumatische System läßt sich mit der myoelektrischen Steuerung kombinieren. Das ist jedoch nicht so günstig, da die Reparaturanfälligkeit durch die beiden recht komplizierten Fremdkraftenergiequellen wesentlich höher ist.

Das System der myoelektrischen Prothese wird ständig verfeinert und erweitert, so daß in Zukunft schon mit weiteren Entwicklungsstufen zu rechnen ist.

Armschulung mit Erwachsenen

Krankengymnastik

Postoperative Maßnahmen

Unmittelbar nach Absetzung der Gliedmaße (Abb. 41) beginnt die krankengymnastische Behandlung, die stets ärztlicher Verordnung bedarf. Die Zeit bis zur prothetischen Versorgung wird intensiv ausgenutzt, um die Heilung des Stumpfes zu fördern und ihn auf seine neuen Aufgaben vorzubereiten. Gleichzeitig versucht die Krankengymnastin dem Patienten zu helfen, seine oft depressive Stimmung zu überwinden und seinen Genesungswillen zu steigern.

Zu ihren therapeutischen Maßnahmen gehört, daß sie

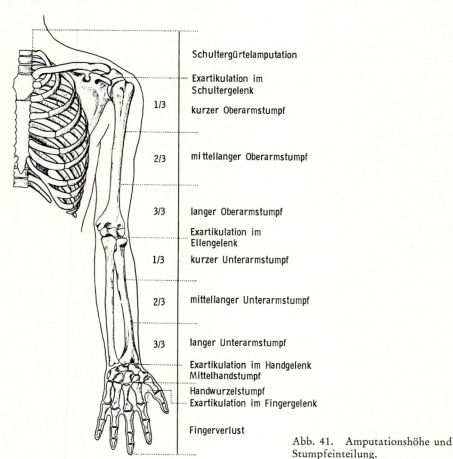

Abb. 41. Amputationshöhe und Stumpfeinteilung.

1. die Atmung und den Kreislauf durch Atem- und Stoffwechselgymnastik sowie durch Bürstungen anregt;
2. durch richtige Lagerung des Stumpfes sowie passives und aktives Üben der noch erhaltenen benachbarten Gelenke Kontrakturen verhütet;
3. die Muskulatur durch isometrische, isotonische und Widerstandsübungen kräftigt;
4. Phantomgymnastik durchführt, um das Auftreten von Phantomschmerzen zu verhindern;
5. durch leichte Massagen und Wickelungen der Ödembildung am Stumpf entgegenwirkt und ihn zu formen beginnt;
6. die Narben nach der Fädenentfernung lockert;
7. den Amputierten anleitet, seinen Stumpf zu pflegen und abzuhärten.

Die Behandlung soll intensiv sein, darf aber dem Patienten keine Schmerzen bereiten.

Im Laufe der weiteren Betreuung obliegt es der Krankengymnastin, mit dem Amputierten die tägliche Haltungs- und Körperschulung zu betreiben und sportliche Übungen sowie Spiele durchzuführen.

Stumpfwickeln

Durch das Wickeln des Stumpfes versucht man, Ödeme zu verhindern oder zu beseitigen, den Stoffwechsel im Stumpf zu fördern, den Stumpf zu formen und die Abnahme des Stumpfumfanges zu beschleunigen.

Es sind verschiedene Techniken der Stumpfwickelung bekannt, doch ist nicht die Methode, sondern die Ausführung entscheidend. Ein schlecht gewickelter Stumpf kann die spätere prothetische Versorgung erheblich erschweren.

Allgemein beginnt man mit dem Wickeln nach der Entfernung der Fäden, etwa am 10. bis 14. Tag nach der Operation. Man verwendet dazu am besten gummielastische Dauerbinden von 8–15 cm Breite. Sie sind hautfarben, kochfest und aus einem Textilgewebe, dessen Kette aus umsponnenen Gummifäden besteht. Ihre große Elastizität garantiert Sitz und Halt und macht sie geeigneter als einfache elastische Binden.

Bei der Wickeltechnik ist zu beachten, daß nicht zu schmale Binden, die leicht abrutschen und einschnüren können, verwendet werden. Die Wicklung darf nicht zirkulär verlaufen, da sonst Randwülste und Stauungen entstehen können. Man beginnt daher mit der ersten Lage locker in diagonaler Richtung vom körpernahen Stumpfanteil zur Stumpfspitze hin zu wickeln. Die zweite Lage ist fester und in umgekehrter Richtung anzulegen. Wird sofort vom Stumpfende zum Körper hin gewickelt, verschiebt sich das Gewebe zum nächsthöher gelegenen Gelenk, und es bilden sich später am Prothesenschaft leicht Randwülste. Zu beachten ist, daß die Stumpfkuppe fest mit eingewickelt wird und keine Falten entstehen.

Bei Kurzstümpfen empfiehlt es sich, das nächsthöher gelegene Gelenk mit einzubeziehen, damit die Binde Halt hat. Das Gelenk muß jedoch frei beweglich bleiben.

Die Wickelung ist laufend zu kontrollieren und soll mindestens dreimal täglich erneuert werden. Nach einiger Zeit sollte jeder einseitig Armamputierte in der Lage sein, seinen Stumpf selber zu wickeln. Unterarmamputierte klemmen dazu den Anfang der Binde mit ihrem Stumpf seitlich am Körper fest, Oberarmamputierte fixieren den Bindenanfang zwischen Kinn und Schulter.

Die Stumpfwickelung kann auch durch elastische Stumpfstrümpfe oder Abschwellgipse ersetzt werden. Kann z. B. ein Patient seinen Stumpf nicht selbst wickeln oder neigt der Wickel bei Kurzstümpfen zum Abrutschen, bewähren sich Zweizuggummistrümpfe nach Maß. Sie werden entweder direkt auf dem Stumpf oder über der Wickelung getragen und durch einen Schulter- oder Brustgurt gehalten.

Abschwellgipse können schon gleich nach der Operation angelegt werden. Sie haben den Vorteil, daß der Stumpf das Ödem durch Muskelanspannung selbst auspreßt und dadurch sehr schnell seine Prothesenreife erlangt. Gleichzeitig wird der Stumpf durch diese Muskelpumpe besser durchblutet.

Befund- und Verlaufsdokumentation

Wird der Patient zur Teilnahme an einem Armschullehrgang aufgenommen, muß sich die Krankengymnastin vor Beginn der Therapie ein genaues Bild von dem ihr anvertrauten Amputierten machen. Es genügt nicht, daß sie sich anhand des ärztlichen Krankenblattes über Anamnese und Befund orientiert. Sie sollte zusätzlich einen eigenen Befund erheben und Protokoll über den Behandlungsverlauf führen. Erst dann wird sie in der Lage sein, nach Abschluß des Lehrganges Erfolge und Mißerfolge objektiv zu beurteilen.

Es hat sich bewährt für die Dokumentation, innerhalb einer Klinik oder eines Rehabilitationszentrums einheitliche Formulare zu benutzen.

Der nachstehende Untersuchungsbogen wurde in praktischer Arbeit entwickelt.

Krankengymnastischer Untersuchungsbefund und Behandlungsplan

I. **Allgemeines**
  1. Name: geb.:
  2. Beruf vor der Amputation:
  3. Beruf nach der Amputation: Foto des Patienten
  4. Aufnahmetag: ohne Prothese
  5. Entlassungstag:
  6. Diagnose:
  7. Ursache der Amputation:
  8. Bisherige orthopädische Versorgung:
  9. Name der behandelnden Krankengymnastin:

II. **Krankengymnastischer Befund bei Behandlungsbeginn am** ....
  1. Allgemeiner Eindruck:
     (körperlich/psychisch)
  2. Sichtbarer Befund:
     (Stumpf-, Haut- und Narbenbeschaffenheit usw.)
  3. Fühlbarer Befund:
     (Ödeme, Muskelhärten, Nervengeschwülste usw.)
  4. Meßbarer Befund:
     (Umfang, Länge, Kraft, Bewegungsausmaße — vgl. rechts/links)
  5. Bisherige Stumpfpflege:
  6. Sonstiges:
     a) zusätzliche körperliche oder organische Schäden:
     b) Beschwerden:
        (Phantomgefühl/Schmerz, Nervenschmerzen)
     c) Medikamente:

III. **Ziel der krankengymnastischen Behandlung**

IV. **Krankengymnastischer Behandlungsplan**

V. **Krankengymnastischer Behandlungsverlauf**

VI. **Epikrise**
  1. Einstellung des Patienten zur krankengymnastischen Behandlung:
  2. Dauer der krankengymnastischen Behandlung:
  3. Behandlungsergebnis:
  4. Schwierigkeiten im Verlaufe der Behandlung:
  5. Orthopädische Versorgung bei der Entlassung:
  6. Sonstiges:

Ort, Datum   (Unterschrift der Krankengymnastin)

Unter *allgemeiner Eindruck* (II/1) ist festzuhalten, ob der Patient z. B. ein Pykniker oder ein Astheniker ist, einen ausgeglichenen oder einen gehemmten Eindruck macht usw. Auch eine Bemerkung über die psychische Verfassung ist wichtig; denn während der Behandlung versucht die Krankengymnastin nicht nur auf körperliche Mängel und Schäden einzugehen, sondern ggf. auch eine seelische Unausgeglichenheit zu beeinflussen.

Zum *sichtbaren Befund* (II/2) gehören nicht nur die Beschreibung des Stumpfes, der Haut- und Narbenbeschaffenheit, sondern auch Anomalien des Rumpfes, z. B. Schulterblatthochstand, Beckenhochstand, Wirbelsäulenveränderungen und andere Deformitäten.

Unter *fühlbarem Befund* (II/3) trägt die Krankengymnastin alle tastbaren Veränderungen an den Knochen, der Muskulatur, den Nerven und der Haut ein.

Der *meßbare Befund* (II/4) sollte neben den Umfangs- und Längenmaßen exakte Bewegungsausmaße (aktiv und passiv) der noch vorhandenen benachbarten Gelenke enthalten. Auch Messungen der Muskelkraft weisen darauf hin, welche Muskelgruppen besonderen Trainings bedürfen. Zur Beurteilung des Ausmaßes der Behinderung ist ein Vergleich mit der nichtbehinderten Extremität unerläßlich.

Unter *Stumpfpflege* (II/5) verzeichnet die Krankengymnastin, ob außer der üblichen Pflege durch tägliche Waschungen mit lauwarmem Wasser und einer weichen Bürste unter gleichzeitiger Verwendung einer milden Seife noch andere Hautpflegemittel, z. B. Puder, Creme, alkoholhaltige Einreibemittel usw. benutzt werden.

Der Abschnitt *Sonstiges (II/6)* gibt die Möglichkeit, weitere Besonderheiten zu notieren.

Unter *zusätzlichen körperlichen und organischen Schäden* (II/6a) sind Erkrankungen wie z. B. Zuckerkrankheit, Herzschäden, Kreislaufschwäche, hoher Blutdruck usw. zu verzeichnen.

Zu den *Beschwerden* (II/6b) gehören Schmerzen im Stumpf, z. B. Neuromschmerzen und Phantomschmerzen usw., die ausführlich erfragt und aufgezeichnet werden müssen.

Es ist zu vermerken, ob und welche *Medikamente* (II/6c) der Amputierte während des Armschullehrganges erhält.

Das *Ziel der krankengymnastischen Behandlung* (III) stellt die Krankengymnastin im Einvernehmen mit der Beschäftigungstherapeutin anhand der ärztlichen Verordnung und des krankengymnastischen Untersuchungsbefundes auf. Bei einem Oberarmamputierten sind das z. B.

1. Abhärtung des Stumpfes (meist nur bei Frisch- oder Nachamputierten notwendig);
2. Krafttraining der noch vorhandenen Schulter- und Oberarmmuskulatur;
3. Pflege der Beweglichkeit des Schultergelenkes;
4. Verbesserung der Haltung;
5. Konditionstraining.

Der *krankengymnastische Behandlungsplan* (IV) enthält alle therapeutischen Maßnahmen, ihren Umfang und ihre Dauer, wie z. B.

1. täglich 45 Minuten Gruppenschwimmen;
2. dreimal wöchentlich 45 Minuten Gruppengymnastik und Spiele;
3. dreimal wöchentlich 20 Minuten Kontrakturbehandlung des Schultergelenkes;
4. dreimal wöchentlich 20 Minuten Haltungsschulung (Einzelbehandlung);
5. einmal wöchentlich 20 Minuten Reiten.

Besonderheiten im *Behandlungsverlauf* (V) werden jeweils mit Datumsangabe eingetragen.

Am Tage der Entlassung schreibt die Krankengymnastin die *Epikrise* (VI).

Die *Einstellung des Patienten* zur *Therapie* (VI/1) ist wichtig und maßgebend für das Behandlungsergebnis. Amputierte, die nur unwillig die Behandlung über sich ergehen lassen und sich immer wieder zu drücken versuchen, weisen meist keinen Behandlungserfolg auf. Andere dagegen, die aktiv und freudig mitarbeiten, können auch in einer relativ kurzen Zeit von wenigen Wochen Fortschritte erzielen.

Im Abschnitt *Dauer der Behandlung* (VI/2) faßt die Krankengymnastin die Anzahl der jeweilig durchgeführten Behandlungsmaßnahmen zusammen.

Als *Behandlungsergebnis* (VI/3) wird der Befund bei der Abschlußuntersuchung bezeichnet. Es ist z. B. zu vermerken, ob das Bewegungsausmaß der Gelenke sich verbessert hat, ein Muskelschwund (vergleichende Umfangsmaße) zurückgegangen ist, Muskelhärten beseitigt wurden oder Phantomschmerzen günstig beeinflußt werden konnten.

Sind *Schwierigkeiten im Verlauf der Behandlung* (VI/4) aufgetreten, so muß die Krankengymnastin diese notieren. Es kommt z. B. vor, daß der Patient die therapeutischen Maßnahmen ablehnt, weil er sie für überflüssig hält, oder er täuscht Krankheit vor, um möglichst wenig teilnehmen zu müssen.

Die Beschreibung der *orthopädischen Versorgung bei der Entlassung* (VI/5) wird von der Krankengymnastin nur kurz aufgezeichnet, da die Niederschrift der Beschäftigungstherapeutin ausführliche Angaben enthält.

Unter *Sonstiges* (VI/6) vermerkt man, ob und wann der Armschüler photographiert oder gefilmt wurde, ob der Lehrgang aus unvorhergesehenen Gründen abgebrochen oder verlängert werden mußte, ob der Patient wegen operativer Eingriffe nur zeitweise an der Therapie teilgenommen hat usw.

Dieser Untersuchungsbogen gibt der Krankengymnastin gute Anhaltspunkte und Richtlinien für ihre Arbeit. Im Krankheitsfall kann die Therapie sofort von einer Kollegin übernommen werden. Der Arzt, der meist nur selten während der Übungsstunden zugegen ist, kann sich anhand dieser Aufzeichnungen ein genaues Bild vom Leistungsstand jedes einzelnen Armschülers machen.

Phantomgymnastik

Fast alle Patienten, bei denen nach traumatischen Verletzungen ein Arm oder ein Bein abgesetzt werden muß, spüren oft noch lange Zeit danach die nicht mehr vorhandene Extremität, ihr Phantomglied. Diese Sensation ist ganz natürlich und geht im allgemeinen im Laufe der Zeit mehr und mehr verloren. Nur bei einem ganz geringen Teil der Amputierten bleibt das Phantomgefühl erhalten. Bei angeborenen Fehlbildungen ist diese Wahrnehmung unbekannt. Auch amputierte Kinder unter acht Jahren, bei denen sich das Körperschema noch nicht voll ausgebildet hat, geben nur ganz selten Phantomsensationen an.

Man unterscheidet das *Phantomgefühl* und den ausgeprägten *Phantomschmerz*. Beim Phantomgefühl spüren die Versehrten die Größe und verschiedene Stellungen des abgesetzten Gliedes oder bestimmte Gefühlsqualitäten, z. B. Einschlafen, Kribbeln oder Jucken. Einige können sogar willkürlich ihr Phantomglied bewegen. Beim Phantomschmerz handelt es sich um eine bestimmte Schmerzform im nicht mehr vorhandenen Glied. Die Parästhesien können sich bis zum unerträglichen schmerzhaften Brennen, Bohren oder Glühen im Phantomglied steigern. Auch geben die Patienten starkes Zucken und krampfhaftes Einkrallen der Finger an. Sie können ihr Phantomglied aus dieser schmerzhaften Verkrampfung nicht lösen. Es treten erhebliche Muskelschmerzen auf, die sehr belastend sein können und beim Tragen der Prothese hinderlich sind.

Psychisch labile Menschen neigen leichter zu Phantomschmerzen. Zusätzliche familiäre oder berufliche Belastungen verstärken das Phänomen. Es gibt verschiedene Möglichkeiten, mit denen man versucht hat, den Phantomschmerz zu lindern. Doch haben alle letztlich nicht den erwarteten Erfolg gebracht, ganz gleich, ob es operative oder konservative Methoden waren.

Was kann die Krankengymnastin tun, um den Phantomschmerz zu beeinflussen? Leider ist der Phantomschmerz krankengymnastisch auch schwer anzugehen. Jedoch gibt es Patienten, die durch *Phantomgymnastik* Linderung oder sogar lang anhaltende Besserung verspüren. Die Krankengymnastin sollte vor Behandlungsbeginn vor allen Dingen dem Patienten die Möglichkeit geben, sich mit ihr über seine Phantomsensationen zu unterhalten. Dabei vermeidet sie das Wort *Phantomschmerz*, damit sich der Begriff „Schmerz" nicht erst manifestiert. Sie sollte den Amputierten wissen lassen, daß sein Phantomgefühl ein ganz normales Empfinden ist, das mit der Zeit verlorengeht und durch das Tragen einer Prothese günstig beeinflußt werden kann.

Der Patient berichtet der Therapeutin über seine Phantomsensationen, beschreibt, wie und in welcher verkrampften Stellung er sein Phantomglied empfindet. Dann fordert sie ihn auf, den gesunden Arm aktiv oder gegen starken Widerstand in die gleiche Stellung zu bringen, in der sich das Phantomglied befindet, läßt ihn in Maximalanspannung kurz so verharren und anschließend wieder entspannen. Gerade die Entspannung wird ganz bewußt im Phantomglied mit durchgeführt. Diese Übungen müssen mehrere Male hintereinander gemacht werden, wobei großer Wert auf die Entspannung zu legen ist.

Eine weitere Möglichkeit zur Schmerzlinderung im Phantomglied sind isometrische Spannungsübungen der Stumpfmuskulatur. Der Patient wird aufgefordert, das nicht mehr vorhandene Glied (Hand, Unterarm) in allen Richtungen sehr kräftig zu bewegen, so daß isometrische Funktionen der Stumpfmuskulatur sichtbar werden. Durch das gleichzeitige Mitbewegen der erhaltenen Extremität fällt die Ausführung meistens leichter. Armversehrte, die sich nur schwer konzentrieren können, üben mit geschlossenen Augen. Viele Patienten führen diese Gymnastik nach kurzer Zeit allein durch und können manchmal dadurch verhindern, daß der Phantomschmerz in voller Stärke oder überhaupt auftritt.

Zusätzliche durchblutungsfördernde Maßnahmen, wie z. B. zentrifugale Ausstreichungen, Umlagerungen, Bindegewebsmassage, sowie schmerzstillende Medikamente unterstützen den Erfolg.

Der Phantomschmerz darf nicht mit dem Stumpfschmerz verwechselt werden, der meistens durch Neurome verursacht wird. Auch ihre Behandlung (meistens operative Entfernung) ist von größter Wichtigkeit, da sie oft das Tragen einer Prothese unmöglich machen.

Körperliches Training

Das körperliche Training Armversehrter umfaßt:
spezielles Stumpftraining;
Haltungsgymnastik;
allgemeine Körperschulung;
Sport und
Spiele.

Bei der Ausführung dieser sportlichen Maßnahmen trägt der Amputierte keine Prothese. Er soll sich frei und uneingeschränkt bewegen können und der Stumpf nicht durch den Prothesenschaft behindert werden.

Auf das *spezielle Stumpftraining* wird im Kapitel „Postoperative Behandlung" hingewiesen.

Fast alle oberarmamputierten und im Schultergelenk exartikulierten Patienten, vor allem, wenn sie keine Prothesen tragen, neigen zu einer schiefen Körperhaltung. Auf der Amputationsseite zeigt sich ein Schulterblatthochstand und ein Überhang des Rückens. Diese Fehlhaltung läßt sich oft, solange sie nicht fixiert ist, durch intensive *Haltungsgymnastik* ausgleichen. Die Haltungsgymnastik sollte anfangs einzeln und kann später in kleinen Gruppen durchgeführt werden. Sie umfaßt folgende krankengymnastische Übungen:

1. Rückenkräftigungsübungen, besonders aus der Bauchlage unter besonderer Berücksichtigung einer gestreckten Wirbelsäule.
2. Haltungsübungen vor dem Spiegel im Sitz, Stand und in der Fortbewegung. Oft hat der Amputierte das Gefühl für eine gerade Körperhaltung verloren und kann sich mit Hilfe des Spiegels besser kontrollieren. Zur besseren Streckung des Rumpfes empfiehlt es sich, dabei ein Buch oder einen Sandsack auf den Kopf zu legen. Hals und Rumpf müssen sich der Kopfbeschwerung entgegenstrecken.
3. Dehnungsübungen für die der Amputation gegenüberliegenden Körperseite.
4. Atemübungen. Bewußte Atmung in die Konkavseite des Rumpfes. Die Atmung kann durch Widerstand am Brustkorb geführt werden.

5. Schwimmen.
6. Trampolinspringen.

Patienten mit Tendenz zur Schiefhaltung sollten auch nach der Entlassung vier bis fünf erlernte Übungen täglich zu Hause weiter durchführen.

Die *allgemeine Körperschulung*, die während eines Armschullehrganges mindestens dreimal wöchentlich stattfindet, dient dazu, die Patienten funktionstüchtig zu machen, ihre Kondition zu steigern und sie gleichzeitig körperlich und psychisch aufzulockern. Je beweglicher und leistungsfähiger ein Prothesenträger ist, desto leichter fällt ihm die Bedienung seines Kunstarmes. Die Gymnastik wird gruppenweise und nach Möglichkeit im Freien durchgeführt. Ihr Aufbau richtet sich nach dem Alter und der Leistungsfähigkeit sowie nach dem Schweregrad der Behinderung. Die Stunde muß abwechslungsreich sein und Freude machen. Eine Vielzahl von Übungsgeräten stehen der Krankengymnastin hierfür zur Verfügung, z. B. Medizin- und Gymnastikbälle, Stäbe, Keulen, Sandsäcke, Seile, Luftballons, Bänke, Sprossenwände usw. Auch Partner- und Geschicklichkeitsübungen eignen sich gut. Steht ein Plattenspieler oder Tonbandgerät zur Verfügung, sollte auch rhythmische Gymnastik, die besonders bei Frauen beliebt ist, eingeschaltet werden. Wichtig ist, daß die Patienten Freude daran bekommen, sich zu bewegen und körperlich auszuarbeiten. Oft nehmen sie nach der Entlassung dann auch weiterhin am Versehrtensport teil.

Die *Sportstunden*, bei denen das Prinzip des Wettkampfes und des Kräftemessens im Vordergrund steht, bevorzugen meistens die jugendlichen Armversehrten. Die Krankengymnastin sollte sich bei der Auswahl der Sportdisziplinen weitgehend nach den Wünschen ihrer Patienten richten. Es kommen u. a. für einseitig Amputierte folgende Sportarten in Frage:

Rudern, Paddeln, Segeln, Speer-, Diskus-, Ballwerfen, Kugelstoßen, Kegeln, Laufen, Hoch- und Weitsprung, Radfahren, Trampolinspringen, Reiten und Schwimmen.

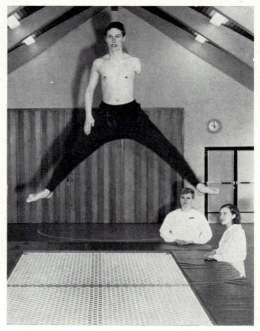

Abb. 42. Spreizsprung auf dem Trampolin.

Gerade das *Trampolinspringen* (Abb. 42), Reiten und Schwimmen sind Sportarten, an denen Versehrte gern teilnehmen. Das Trampolin ist zudem ein ausgezeichnetes Sportgerät, um die Haltungs- und Bewegungskoordination zu trainieren, die Körperbeherrschung zu schulen und das Reaktionsvermögen sowie die Geschicklichkeit zu verbessern. Selbst blinde Amputierte empfinden das Gefühl der Schwerelosigkeit beim Springen als beglückend. Es sollten jedoch, um Unfälle zu vermeiden, alle Vorsichtsmaßnahmen genau beachtet werden. Die Übungsleiterin muß selbst die Grundübungen des Springens beherrschen.

In den letzten Jahren hat besonders der *Reitsport* bei Armamputierten an Bedeutung gewonnen. Sein günstiger psychologischer Effekt sollte nicht unterschätzt werden. Wenn die Versehrten merken, daß sie auch mit einem Arm noch in der Lage sind, das Pferd zu beherrschen, festigt und stärkt sich ihr Selbstvertrauen. Sie sind oft stolz darauf, wieder echte sportliche Leistungen vollbringen zu können.

Oberarmamputierte reiten ohne Kunstarm wegen der Verletzungsgefahr bei einem eventuellen Sturz, während Unterarmamputierte ihn benützen können.

Am täglichen *Schwimmen* nehmen fast alle Armamputierten mit Erfolg teil. Durch die Aufhebung der Körperschwere im Wasser wird der Bewegungsdrang angeregt. Es ist während eines Armschullehrganges kein Wert darauf zu legen, daß der Amputierte einen bestimmten exakten Schwimmstil erlernt. Die Krankengymnastin sollte ihre Patienten aber so weit bringen, daß sie die Angst vor dem Wasser verlieren und sich in Rücken-, Bauch- oder Seitenlage ohne Hilfsmittel vorwärtsbewegen können. Jeder Armamputierte kann schwimmen lernen, auch wenn er es vor seiner Amputation noch nicht konnte. Sogar Patienten mit doppelseitigen Oberarmkurzstümpfen können ohne Hilfsmittel rückenschwimmen. Doppel- und einseitig Amputierte sollen beim Schwimmen die volle Kraft ihrer Stümpfe ausnutzen. Einarmer ziehen beim Brustschwimmen ihren gesunden Arm nicht seitlich an den Rumpf, sondern unter den Körper, damit sie eine gerade Richtung einhalten können. Von ihnen wird meistens das Schwimmen in der Seitenlage bevorzugt.

Das tägliche Schwimmen kräftigt nicht nur die gesamte Rumpf- und Extremitätenmuskulatur, sondern wirkt ggf. auch einer Gewichtszunahme entgegen.

Während eines Armschullehrganges sollten unbedingt einige *Spielstunden* auf dem Wochenplan stehen. Sie fördern das Zusammengehörigkeitsgefühl und den Gemeinschaftsgeist, wecken Aktivität, Ehrgeiz und Wettkampffreude und lockern gleichzeitig die Turn- und Sportstunden auf. Sie dürfen aber nicht zu „Kämpfen" ausarten, sondern müssen immer „Spiele" bleiben.

Ein großer Teil der altbekannten Spiele kann von einseitig Amputierten ohne Änderung ausgeführt werden. Am beliebtesten sind *Staffel-* und *Mannschaftsspiele*. Bei der Auswahl der Staffelspiele sind der Phantasie der Krankengymnastin keine Grenzen gesetzt. Sie sollte nur beachten, daß kleine, dafür aber mehr Staffeln gebildet werden. So kann jeder Versehrte sich öfter betätigen.

Die Mannschaftsspiele dürfen sich die Versehrten selbst auswählen. Ein Armschullehrgang, an dem mehr Jugendliche teilnehmen, begeistert sich für robustere Spiele, ein anderer Kurs bevorzugt weniger anstrengende Spielarten.

Nachfolgend einige Spiele, deren Regeln in Sport- und Spielbüchern nachgelesen werden können. Abänderungen stehen jedem Übungsleiter frei:

Ball über die Leine, Ball unter die Bank, Volleyball, Treibball, Korbball, Faustball, Ringtennis über die Leine, Indiaca usw. Bei vielen dieser Spiele kann auch der Stumpf eingesetzt werden. Das ist anzuraten, wenn sich Doppelamputierte unter den Mitspielern befinden.

Selbstverständlich kann sich die Therapeutin viele andere Spielformen auswählen oder ausdenken. Sie sollte aber immer darauf achten, daß sie die Versehrten unter ihrer Kontrolle hat und nicht überfordert.

Beschäftigungstherapie

Einführung

Das Fehlen einer Hand oder eines Armes bedeutet für jeden Menschen eine erhebliche Behinderung, die sich vergrößert, wenn die fehlende Hand die dominante war oder die Amputation nach Abschluß der motorischen Entwicklung durchgeführt wurde.

Eine rasche prothetische Versorgung nach der Amputation trägt dazu bei, daß die Bilateralität erhalten bleibt.

Die vielen verschiedenen Prothesenarten,

die uns heute zur Verfügung stehen, ermöglichen es, jeden Armversehrten entsprechend seinen körperlichen, geistigen, sozialen und beruflichen Fähigkeiten einzugliedern. Je früher damit begonnen wird, desto größer wird der Erfolg sein.

Die beste Aussicht auf Erfolg einer Eingliederung besteht, wenn sie von einem Behandlungsteam nach einem sorgfältig aufgestellten Programm durchgeführt wird. Der Mittelpunkt dieses Teams ist stets der Patient. Das Team setzt sich zusammen aus dem Arzt, dem Orthopädiemechaniker, der Krankengymnastin, der Beschäftigungstherapeutin, dem Psychologen, der Fürsorgerin, dem Pflegepersonal und den Familienangehörigen.

Es ist bekannt, daß im Vergleich zu den Kunstbeinen Armprothesen – Schmuckprothesen oder aktive Kunstarme – später viel weniger getragen werden. Hierfür sind mannigfache Gründe maßgebend.

1. *Zu späte Versorgung.* Der Armversehrte hat sich daran gewöhnt, alle vorkommenden Arbeiten nur mit der erhaltenen Hand auszuführen, und empfindet die Prothese als Ballast.
2. *Schlechtsitzende Prothese.* Kein Amputierter trägt seinen Kunstarm, wenn dessen Paßform schlecht ist und Druck- und Scheuerstellen auftreten.
3. *Schwer zu bedienende Prothese.* Die Bedienung jedes Kunstgliedes erfordert zusätzliche Anstrengung. Stehen diese Anstrengungen in schlechtem Verhältnis zum Nutzeffekt, verzichtet der Armversehrte auf seinen Kunstarm.
4. *Reparaturanfällige Prothese.* Der Versehrte, der fürchten muß, daß beim Gebrauch der Prothese ihre Technik versagt, wird das Vertrauen zu seinem Kunstarm verlieren und ihn eines Tages ablegen.
5. *Unzweckmäßige Prothese.* Entspricht der Kunstarm nicht den durch die Behinderung bedingten Erfordernissen, ist er zu kompliziert oder zu schwer, wird der Armgeschädigte auf ihn verzichten.
6. *Innerlich ablehnende Haltung des Versehrten* zur Behinderung und zur Prothese. Wird der Versehrte gegen seinen Willen versorgt oder entspricht die Prothese nicht seinen Vorstellungen, bleibt sie später unbenutzt.
7. *Unzureichende Prothesenschulung.* Jeder Armversehrte, der einen Kunstarm erhält, sollte von Fachkräften so geschult werden, daß er die Funktionen seines Kunstarmes ausreichend beherrscht und in der Lage ist, ihn im täglichen Leben zu gebrauchen. Wird die Schulung nicht oder nur mangelhaft durchgeführt, bleibt meistens der Erfolg aus.
8. *Negative Umwelteinflüsse.* Leider kommt es auch heute noch vor, daß Familienangehörige, Freunde oder Mitarbeiter die Prothese ablehnen, insbesondere, wenn ein Greifarm mit Hook getragen wird. Eine derartige Einstellung kann dem Versehrten die Benutzung seines Kunstarmes verleiden.

Die Aufgabe der Ärzte, Orthopädiemechaniker und Therapeuten muß es daher sein, sich unablässig zu bemühen, die Zahl der Patienten zu verringern, die ihre Prothesen unbenutzt lassen. In diesem Bemühen kommt der Armschulung besondere Bedeutung durch die Beschäftigungstherapeutin zu. Sie sollte versuchen, ihre Trainingsmaßnahmen so zu gestalten, daß der Armversehrte nach Abschluß der Schulung sein Kunstglied als ein unentbehrliches Hilfsmittel empfindet. Wird das erreicht, ist mit großer Wahrscheinlichkeit zu erwarten, daß immer mehr Amputierte auch nach der Entlassung aus der Behandlung und Schulung ihren Kunstarm zweckmäßig gebrauchen. Für ein erfolgreiches Prothesentraining muß die Prothese

1. einen guten Sitz haben (keine Randwülste, keine Abschnürungen);
2. zugstabil sein (bei einer Zugbelastung von 40–60 kg darf die Haftung des Schaftes nicht verlorengehen);
3. stauchstabil sein. Stützt der Patient sich mit seinem Prothesenarm auf, darf z. B. bei der Oberarmprothese zwischen Schulter und Prothesenschulterkappe bei angespannter

Muskulatur kein Zwischenraum entstehen. Die Stauchkraft beträgt im allgemeinen ca. 30–50 kg;
4. drehstabil sein. Bei angespannter Stumpfmuskulatur darf der Schaft sich nicht verdrehen lassen.

Ebenso muß die Prothese den Wünschen, Vorstellungen und Forderungen des Amputierten entsprechen.

Erfahrungsgemäß stellt der Amputierte drei Mindestforderungen an seine Prothese:

1. Sie soll so wenig wie möglich im öffentlichen Leben auffallen und äußerlich weitgehend dem gesunden Arm entsprechen.
2. Sie muß funktionell überzeugende Möglichkeiten bieten.
3. Sie darf nicht unbequem oder gar hinderlich beim Tragen sein.

Können diese Forderungen erfüllt werden, ist eine günstige Ausgangsbasis für das Prothesentraining und damit auch für den späteren Gebrauch des Kunstarmes geschaffen.

Schon vor seiner Versorgung sollte der Versehrte über die verschiedenen Prothesenarten, die für ihn in Frage kommen, unterrichtet werden und Gelegenheit haben, sich Kunstarme und Greifgeräte anzusehen. Ferner wäre es wünschenswert, wenn er bereits versorgte Amputierte bei der Schulung und Arbeit beobachten und mit ihnen über Vor- und Nachteile der jeweiligen Prothesenarten sprechen kann.

Auch wenn der Patient vom Arzt und der Therapeutin schon frühzeitig auf die Prothese vorbereitet wurde, bleibt die Enttäuschung über den starren, einengenden Kunstarm beim anfänglichen Tragen nicht aus. Er wird sie ständig mit seinem gesunden Arm vergleichen.

Folglich muß das Training so einfach wie möglich beginnen, mit dem Ziel, das Interesse des Patienten an seiner Versorgung zu wecken und ihm ein Erfolgsgefühl zu vermitteln.

Die Anfertigung, Anpassung und Schulung mit dem ersten Kunstarm sollte zweckmäßigerweise während eines stationären Aufenthaltes in einer Klinik oder in einem Rehabilitationszentrum durchgeführt werden.

Durch enge Zusammenarbeit zwischen Orthopädiewerkstatt und Therapieabteilung kann mit dem *Funktionstraining* bereits begonnen werden, wenn die Prothese sich noch im Rohbau befindet. Das hat den Vorteil, Änderungen, die sich während der Schulung als notwendig erweisen, ohne Schwierigkeiten vornehmen zu können. Außerdem kann die Therapeutin die Bandagenzüge während der Betätigung besser kontrollieren und sie nach Bedarf selbst einstellen. Erwachsene Armversehrte können mit Prothesen gleichen Typs in kleineren Gruppen geschult werden, jedoch nicht mehr als fünf Amputierte. Bei einseitig Versorgten reicht normalerweise eine Schulungszeit von 3–4 Wochen aus. Doppelseitig Versorgte, Ältere und Blinde benötigen eine entsprechend längere Zeit.

Es hat sich als vorteilhaft erwiesen, das Prothesentraining immer von derselben Beschäftigungstherapeutin durchführen zu lassen, damit sie von Anfang an mit den Schwierigkeiten ihres Patienten vertraut ist und den Übungsplan entsprechend aufbauen kann.

Befund- und Verlaufsdokumentation

Genau wie die Krankengymnastin macht auch die Beschäftigungstherapeutin von jedem Armschüler ihre eigene Befund- und Verlaufsdokumentation. Der umfangreiche Testbogen dient der Therapeutin nicht nur zur Untersuchung, sondern gleichzeitig als Gerüst für die durchzuführende Prothesenschulung. Er ist bei allen Versorgungen der oberen Extremitäten, auch bei doppelseitigen, anzuwenden. Zusammen mit dem Aufnahmephoto (ohne Prothese) und dem Entlassungsphoto (mit Prothese) gibt er ein umfassendes Bild von der Behinderung und Versorgung, den Fähigkeiten und Schwierigkeiten sowie von der Mitarbeit jedes Armschülers.

Besonderheiten, die in dem Formular nicht erwähnt sind, müssen ergänzt werden.

Beschäftigungstherapeutischer Testbogen

I. Allgemeines
1. Greifarmschulung vom: bis:
2. Name: geb.:
3. Wohnort: Photo des Patienten
4. Kostenträger: ohne Prothese
5. Beruf (Ausbildung):
6. Rechtshänder/Linkshänder:
7. Amputationsart: (re.)   (li.)
8. Ursache der Amputation:
9. Phantomgefühl:
10. Phantomschmerz:
11. Prothesenversorgung: Datum: Hersteller:
                               Datum: Hersteller:
                               Datum: Hersteller:
12. Jetzige Prothesenversorgung/Art:
    a) Handersatz:
    b) Handgelenk:
    c) Ellengelenk:
    d) Schultergelenk:
    e) Bandage:
    f) Gewicht der Prothese:
    g) maximale Zugbelastbarkeit:
    h) maximale Stauchbelastbarkeit:
    i) Besonderheiten:
13. Sonstige Hilfsmittel:

II. Prothesenfunktionen
1. Greifgerät oder Kunsthand aktiv öffnen:
                                                 Datum:
    a) Hook:
         aa) Ellengelenk gebeugt und gesperrt   mm
         bb) Ellengelenk gebeugt und entsperrt   mm
         cc) Ellengelenk gestreckt und gesperrt   mm
         dd) Ellengelenk gestreckt und entsperrt   mm
    b) Hand:
         aa) Ellengelenk gebeugt und gesperrt   mm
         bb) Ellengelenk gebeugt und entsperrt   mm
         cc) Ellengelenk gestreckt und gesperrt   mm
         dd) Ellengelenk gestreckt und entsperrt   mm
2. Ellengelenk:
    a) beugen   Grad
    b) strecken   Grad
    c) sperren
    d) entsperren
3. Besonderheiten:
4. Einstellung der passiven Funktionen:
    a) Handgelenk:
    b) Schultergelenk:
    c) Rotation im Oberarm:
                                                 Datum:
5. Auswechseln der Greifgeräte
    oder der Kunsthände: Sek.:
    (mit Bezeichnung)
6. Anziehen der Prothese: Sek.:
    (mit/ohne Strumpf)

7. Ausziehen der Prothese: Sek.:
   (mit/ohne Strumpf)
8. Besonderheiten:

III. **Selbsthilfe**
1. Pflege der Prothese:
2. a) Waschen, b) Duschen, c) Baden:
3. Abtrocknen:
4. Mundpflege:
5. Haarwaschen, Zurechtmachen:
6. Gesichtspflege:
7. Nase putzen:
8. Rasieren mit elektrischem Apparat:
9. Rasieren mit Wasser und Seife:
10. Nägel a) reinigen, b) schneiden, c) feilen:
11. Selbsthilfe auf der Toilette:
12. Anziehen:
13. Ausziehen:
14. Verschlüsse a) öffnen, b) schließen:
15. Manschettenknöpfe a) öffnen, b) schließen:
16. Schuhe a) an-, b) ausziehen, c) binden:
17. Schlips binden:
18. Schuhe putzen:
19. Gürtel umschnallen:
20. Mantel anziehen:
21. Hut aufsetzen:
22. Handschuhe anziehen:
23. Suppe essen: a) Teller, b) Tasse:
24. Fleisch schneiden:
25. Brot a) streichen, b) schneiden:
26. Mit Messer und Gabel essen:
27. Eier a) öffnen, b) pellen:
28. Obst a) schälen, b) schneiden:
29. Aus der Tasse trinken:
30. Aus verschiedenen Gläsern trinken:
31. Aus Pappbechern trinken:
32. Aus der Flasche trinken:

IV. **Geschicklichkeiten/allgemeine Handfertigkeiten**
1. Steckspiel:
2. Mikado:
3. Domino:
4. Kegelspiel:
5. Mühle:
6. Mensch ärgere Dich nicht:
7. Halma:
8. Knobeln:
9. Kartenspiele:

10. Uhr a) anlegen, b) aufziehen:
11. Brille putzen:
12. Schirm a) öffnen, b) schließen:
13. Handhabung der Geldbörse:
14. Umgang mit der Aktentasche:
15. Zigarettenschachtel a) öffnen, b) Zigarette entnehmen, c) anzünden:
16. Schlüssel benutzen:
17. Wasserhahn a) aufdrehen, b) Tasse mit Wasser füllen:
18. Schraubglas öffnen:

19. Dose öffnen:
20. Flasche öffnen a) mit Kronenverschluß:
                    b) mit Korken:
21. Kleine Gegenstände vom Fußboden aufheben:
22. Sicherheitsnadel anstecken:
23. Hansaplast aufkleben:
24. Schublade a) öffnen, b) schließen:
25. Fenster a) öffnen, b) schließen:
26. Tür a) öffnen, b) zuschließen:
27. Elektrische Birne auswechseln:
28. Film im Photoapparat auswechseln:
29. Paket packen:
30. Schwere a) Eimer, b) Koffer tragen:
31. Zopfflechten:

V. Büroarbeiten

1. Schreiben a) mit der Hand:
              b) mit Prothese:
2. Maschine schreiben, Fünffingersystem:
3. Papier schneiden:
4. Papier zerreißen:
5. Linien mit dem Lineal ziehen:
6. Briefumschlag beschriften mit der Hand:
7. Briefumschlag beschriften mit der Maschine:
8. Papier falten, in Umschlag stecken:
9. Briefumschlag a) zukleben, b) öffnen, c) frankieren:
10. Papier heften a) mit Büroklammer:
                b) mit Hefter:
                c) mit Abhefteinlagen:
11. Telefon a) bedienen, b) Notizen mitschreiben:
12. Papier aus der Papierablage nehmen:
13. Radieren:
14. Bleistift anspitzen:
15. Füllfederhalter a) aufschrauben, b) zuschrauben, c) füllen:
16. Patronen im Patronenfüller wechseln:
17. Kugelschreiberminen wechseln:
18. Buch/Zeitung a) halten, b) umblättern (ohne Auflage):
19. Ordner in den Schrank a) stellen, b) herausnehmen:

VI. Gartenarbeiten

1. Umgraben:
2. Hacken:
3. Harken:
4. Pflanzen mit Pflanzholz einsetzen:
5. Mähen mit der Sense:
6. Mähen mit dem Rasenmäher:
7. Heckenschneiden:
8. Blumenpflücken:
9. Schiebkarren schieben:

VII. Werkarbeiten

1. Peddigrohrtablett herstellen:
   a) Sperrholz sägen:
   b) Tablettboden mit der Schraubzwinge einspannen:
   c) Hobeln:
   d) aa) Raspeln, bb) Feilen:
   e) Bohren, aa) mit Handbohrer:
              bb) mit elektrischem Bohrer:

        f) Schmirgeln:
        g) Flechten:
    2. Ankörnen:
    3. Nägel einschlagen:
    4. Schrauben eindrehen:
    5. Holzarbeiten:
    6. Lederarbeiten:
    7. Papparbeiten:
    8. Mosaikarbeiten:
    9. Metallarbeiten:
    10. Emailarbeiten:
    11. Weben (mit Vorbereitungen):

VIII. **Handarbeiten**
    1. Nadel einfädeln:
    2. Knopf annähen:
    3. Muster ausradeln:
    4. Stoff zuschneiden:
    5. Stoff heften:
    6. Nähen mit der Nähmaschine:
    7. a) Knüpfen, b) Häkeln, c) Stricken, d) Sticken:

IX. **Haushaltsarbeiten**
    1. Gemüse vorbereiten:
    2. Kartoffeln a) schälen, b) pellen:
    3. Flüssigkeit abfüllen:
    4. Kochtöpfe halten:
    5. Weckgläser a) halten, b) öffnen:
    6. a) Dosen, b) Flaschen öffnen:
    7. Speisen mit einem Löffel rühren:
    8. Speisen mit einem a) Radschläger, b) Rührfix rühren:
    9. Kuchenrolle benutzen:
    10. Tablett tragen:
    11. Geschirr a) spülen, b) abtrocknen:
    12. Tisch decken:
    13. Brotschneiden:
    14. Gebrauch von elektrischen Apparaten, z. B. elektrischem Handmixer:
    15. Gebrauch von Hilfsmitteln, welche, wofür:
    16. Kehren mit a) Besen, b) Handfeger und Schaufel:
    17. Staubwischen:
    18. Fußboden wischen:
    19. Staubsauger benutzen:
    20. Fensterputzen:
    21. Wäsche a) waschen:
             b) wringen:
             c) aufhängen:
             d) anklammern:
             e) bügeln:
             f) zusammenlegen:
    22. Bett a) machen:
             b) beziehen:
    23. Einkäufe machen:
    24. Sonstiges:

X. **Hobbies**
    (z. B. Malen, Kegeln, Tanzen, Briefmarkensammeln usw.)

XI. **Benutzung eines Fahrzeuges**

  1. welches?
  2. Bedienung a) mit, b) ohne Prothese?
  3. Abänderungen:

XII. **Verhalten in der Öffentlichkeit**

XIII. **Epikrise**
  1. Verhalten und Mitarbeit während der Armschulung:
  2. Einstellung zur Amputation und Prothese:
  3. Schwierigkeiten im Verlauf der Behandlung:
  4. Behandlungsergebnis:

Foto des Patienten
mit Prothese

Ort, Datum   (Unterschrift der Beschäftigungstherapeutin)

Unter *Amputationsart* (I/7) wird zusätzlich die genaue Länge des Stumpfes angegeben. Man mißt, ab höher gelegenem Gelenk, die Innen- und Außenseite des Stumpfes, bei Unterarmamputationen mit rechtwinklig gebeugtem Arm.

Zur *Ursache der Amputation* (I/8) gehört auch das Amputationsdatum, um festzustellen, wie lange der Patient z. B. Einhänder war.

Das *Gewicht der Prothese* (I/12 f) zeigt, je nach Handersatz, erhebliche Unterschiede. Deshalb wiegt man sie mit Bandage, aber ohne Handersatz und führt das Gewicht der Greifgeräte einzeln auf. Die Kosmetikhand wird mit Kosmetikhandschuh gewogen.

Unter *Sonstigen Hilfsmitteln* (I/13) notiert man einmal die schon vorhandenen Hilfsmittel und zum anderen solche, die sich im Verlauf der Armschulung als notwendig erweisen.

Durch die wiederholte Kontrolle der *Prothesenfunktionen* (II) verschafft sich die Beschäftigungstherapeutin einen Überblick, wo und welche Schwierigkeiten bei aktiver und passiver Betätigung auftreten.

Die *Öffnungsweiten* des Greifgerätes oder der Kunsthand (II/1) mißt man in mm; *Beugen und Strecken des Ellengelenkes* (II/2 a, b) in Winkelgraden. Der maximale Funktionsradius beträgt etwa 170 Grad–45 Grad.

Unter *Ellengelenksperren* und *-entsperren* (II/2 c, d) wird beschrieben, ob der Patient diese Funktionen ausüben kann und wo eventuell Schwierigkeiten liegen, wie z. B. funktionsschwacher Stumpf, schwache Nackenmuskulatur, Versagen des Ellengelenkes.

Die Beschreibung der Ausführung *passiver Prothesenfunktionen* (II/4) gibt Auskunft darüber, wie der Patient die Gelenke einstellt und fixiert, z. B. mit der anderen Hand oder unter Zuhilfenahme von Tisch- oder Schrankkanten.

Beim *Auswechseln der Greifgeräte oder der Kunsthände* (II/5) wird angegeben, um welches Gerät es sich handelt (Hook, Kosmetikhand), ob und wie schnell es ausgewechselt werden kann.

Das Tempo beim *An- und Ausziehen der Prothese* (II/6, 7) kann durch Training erheblich verkürzt werden. Zu bemerken ist, ob der Patient den Stumpf mit oder ohne Strumpf einzieht.

Unter *Besonderheiten* (II/8) wird vermerkt, welche Schwierigkeiten bestehen und wie sie behoben werden. Das betrifft z. B. das An- und Ausziehen der Prothese, die Ausübung der Funktion wie auch Abänderungen an der Prothese.

Unter *Pflege der Prothese* (III/1) verzeichnet die Beschäftigungstherapeutin, wie der Patient unterwiesen wurde, ob und wie oft er während des Armschullehrgangs die Reinigung vorgenommen hat. Die Pflege bezieht sich nicht nur auf den Schaft, sondern auch auf die Bandage und die verschiedenen Greifgeräte.

Erst bei praktischer Überprüfung der *Selbsthilfe* (III) stellt man fest, daß die meisten Armversehrten gar nicht so selbständig sind, wie sie oft angeben. Sie nehmen viel zu oft bei schwierigen Tätigkeiten (z. B. Manschettenknöpfe schließen) die Hilfe ihrer Frau in Anspruch. Man sollte sich deshalb die Mühe machen, mit jedem Patienten alle Aufgaben der Selbsthilfe praktisch durchzugehen.

Bei *Geschicklichkeiten und allgemeinen Handfertigkeiten* (IV) sind zuerst Gesellschaftsspiele angeführt, da sie zu Beginn der Schulung von großer Bedeutung sind. Sie fördern besonders gut die unbewußte Betätigung der Prothese.

Das *Zopfflechten* (IV/31) wird wegen seiner guten Trainingsmöglichkeit für beidhändiges Arbeiten angeführt.

Da Armamputierte größtenteils im Büro beschäftigt sind, ist die Testung der *Büroarbeiten* (V) besonders wichtig.

Gartenarbeiten (VI) sind für Gartenbesitzer und Gartenliebhaber aufgeführt.

Von der großen Zahl der *Werkarbeiten* (VII) können nur einige Techniken ausprobiert werden. Als Pflichtübung gilt die Herstellung eines Peddigrohrtabletts, weil dafür viele verschiedene Tätigkeiten notwendig sind.

Handarbeiten und Haushaltsarbeiten (VIII und IX) bleiben vorwiegend den Mädchen und Frauen vorbehalten. Sie finden aber auch bei vielen männlichen Armschülern Anklang.

Die Frage nach einem *Fahrzeug* (XI) bezieht sich auf Motorfahrzeuge wie auch auf Fahrräder. In vielen Fällen ermöglichen erst bestimmte Abänderungen die sichere Benutzung, z. B. müssen am Fahrrad Klingel und Handbremse für einen rechtsseitig Amputierten immer auf der linken Seite angebracht sein.

Sehr aufschlußreich hinsichtlich der Einstellung des Patienten zu seiner Prothese ist sein *Verhalten in der Öffentlichkeit* (XII). Es ist daher wünschenswert, im Rahmen eines Schulungskurses mit dem Patienten öffentliche Einrichtungen wie z. B. Theater, Café, Restaurant oder einen Zoo zu besuchen.

Bei der Entlassung gibt die Therapeutin in der *Epikrise* (XIII) einen kurzen Überblick über die Mitarbeit des Patienten und den Erfolg der Schulung. Diese Dokumentation ersetzt einen ausführlichen Behandlungsbericht und gibt der Beschäftigungstherapeutin außerdem viele Anregungen für ihre Arbeit mit prothetisch versorgten Patienten.

Pflege der Prothese

Während des Schulungskurses muß die Prothesenpflege nicht nur mit den Patienten ausführlich besprochen, sondern auch praktisch durchgeführt werden.

Bei mangelnder Sauberkeit des Stumpfes sowie schlecht gereinigter Prothese setzen sich abgestoßene Haut- und Schweißrückstände in den Poren des Schaftes fest und bilden einen guten Nährboden für Bakterien. Das kann zu Infektionen am Stumpf führen.

Der *Prothesenschaft* muß, wenn er aus Kunststoff gefertigt ist, täglich mit Wasser und Seife ausgewaschen und ausgebürstet werden. Dazu eignet sich am besten eine Spül- oder dicke Flaschenbürste.

Für *Stumpf* und *Prothese* verwendet man das gleiche Reinigungsmittel – eine milde Seife. Spül- und Waschmittel sowie synthetische Seifen sind zu vermeiden, da sie Allergien hervorrufen können. Anschließend wird die Prothese gründlich mit Wasser ausgespült. Um Seifenreste, die sich an der Schaftwand festgesetzt haben, vollständig zu entfernen, fügt man dem Spülwasser alle 14 Tage einmal einen Schuß Essig bei.

Die *Gelenkteile* bei *Prothesen* aus Gießharz sind, da fast ausschließlich aus nicht rostendem Material gefertigt, wasserunempfindlich. Um die Gelenke zu schonen, sollte man jedoch niemals den Kunstarm ganz ins Wasser tauchen.

Am besten säubert man die Prothese abends, reibt sie mit einem Tuch aus und läßt sie über Nacht trocknen. Sie sollte möglichst nicht feucht wieder angezogen werden, da sonst die Haut aufweicht.

Da Amputierte vermehrt schwitzen, ist eine besonders gründliche Schafthygiene unerläßlich.

Um den Schweiß aufzusaugen, kann in den Schaftboden ein Schwamm gelegt werden, der täglich auszuwaschen ist. Toilettenpapier oder Zellstoff – beides kann man ständig erneuern – erfüllen den gleichen Zweck. Zum Schweißaufsaugen gibt es auch hygroskopische Mittel, z. B. Silicagel. Das Beutelchen Silicagel, das in den Schaft gelegt wird, verfärbt sich beim Feuchtwerden blau und nimmt nach dem Austrocknen – abends an der Heizung – seine helle Farbe wieder an. Man kann es häufig wieder verwenden.

Die Anwendung von Puder und stumpfabhärtenden Mitteln ist im allgemeinen nicht notwendig, sondern nur bei Stumpferkrankungen angezeigt.

Treten während der Schulung Hautrötungen oder sonstige Hautreizungen durch rauhe Stellen im Innenschaft der Prothese auf, können diese vorübergehend beseitigt werden. Man deckt diese Stellen im Schaft entweder dünn mit Hautcreme ab, überklebt sie mit Tesafilm oder Leukoplast oder pudert sie ein. Der überschüssige Puder ist zu entfernen, da sich sonst kleine Puderkörner bilden, die wiederum zu Hautreizungen führen. Jedoch sind das alles Behelfslösungen, die nur vorübergehende Linderung bringen können, endgültige Abhilfe muß der Orthopädiemechaniker schaffen.

Auch die *Bandage* bedarf in regelmäßigen Abständen der Pflege. Da die Lederteile, wenn sie mit Wasser in Berührung kommen, verhärten, reibt man die ganze Bandage, ob aus Perlon oder Baumwolle, am besten mit einem in Waschbenzin getränkten, sauberen Tuch ab. Die Lederteile lassen sich mit Lederspray, z. B. V_2-Nugget, pflegen. Sattlerseife verwendet man nur bei blanken Lederteilen. Einige Patienten reagieren allerdings darauf mit Allergien.

Während der *Einziehstrumpf* mindestens einmal wöchentlich zu waschen ist, muß der *Stumpfstrumpf*, der ständig getragen wird, täglich gewaschen, noch besser gewechselt werden.

Es ist darauf zu achten, daß jeder Patient seine eigenen Einzieh- und Stumpfstrümpfe besitzt. Wegen der Infektionsgefahr dürfen die Patienten benutzte Strümpfe auf keinen Fall untereinander austauschen.

Die *Greifgeräte* sollten, genau wie die gesunde Hand, mehrmals täglich mit Wasser und Seife gewaschen und gegebenenfalls gebürstet werden.

Kosmetikhände, die aus den verschiedensten Kunststoffmaterialien hergestellt sind, bedürfen einer besonders sorgfältigen Pflege. Es ist notwendig, die Hände mindestens einmal täglich zu reinigen, da viele Kunststoffe sehr schnell Farb- und Schmutzstoffe aufnehmen, die nicht zu lange eintrocknen sollten. Vor dem Kontakt mit nachfolgend aufgezählten Materialien, die man in drei Gruppen einteilen kann, wird gewarnt:

1. Kugelschreiberfarbe, Schuhcreme, Flüssigkeit für die Vervielfältigungsmaschine „Umdrucklöser", Kohlepapier, farbige Lacke, Kopierstifte, Druckerschwärze von Zeitungen (besonders Tageszeitungen).
Flecken, die durch diese Materialien hervorgerufen werden, müssen, bevor sie einziehen, mit Wasser, Alkohol oder sobald wie möglich mit Chloroform entfernt werden.

2. Benzin, Fleckenentferner, Benzol, Rohöl, Heizöl, Terpentin.
Durch längeren Kontakt (über eine Stunde) oder bei Eintrocknen der Lösung auf dem Handschuh verhärtet der Kunststoff und verliert seine Elastizität.

3. Füllfederhaltertinte, Ausziehtusche, Waschlaugen, chemisch hergestellte Seifen, Fette, Methanol, Essig, Mineral- und Motoröl, Bier, Whisky, Wein, Fruchtsäfte, färbende oder ätzende Nahrungsmittel, wie z. B. Ketchup, Mayonnaise, Senf (verursacht einen bleibenden Fleck, wenn er nicht innerhalb von 5 Minuten entfernt wird).
Flecken durch Materialien dieser Gruppe sollten tunlichst vermieden oder so schnell

wie möglich abgewaschen werden, wirken aber nicht so schädigend.

Auch Tabakrauch in stark konzentrierter Form wird auf die Dauer die Farbe des Handschuhes verändern. Man sollte daher vermeiden, mit der Kosmetikhand eine brennende Zigarette zu halten, da die Hitze und der ungefilterte Rauch unabwaschbare Spuren hinterlassen können.

Intensive Sonnenbestrahlung beeinflußt ebenfalls die Farbe des Kosmetikhandschuhes. Er wird dunkel. Wird die Kosmetikhand nicht gebraucht, darf sie nicht auf einem lackierten Brett aufbewahrt werden. Man steckt sie am besten in eine Plastiktüte und legt sie an einen sauberen, trockenen und dunklen Platz.

Man beachte genau die den Handschuhen beigefügten Reinigungs- und Pflegeanweisungen, um ihre Haltbarkeit zu verlängern. Bei guter Pflege und täglichem Gebrauch rechnet man mit einer Lebensdauer von ca. $1/2$ Jahr. Jeder Armversehrte sollte die Herstellerfirma, Größe und Farbe seines Kosmetikhandschuhes kennen, um bei Nachbestellungen stets das gleiche Modell zu bekommen.

An- und Ausziehen der Prothese

Gleich zu Beginn der Schulung soll der einseitig Armamputierte lernen, seine Prothese selbständig an- und auszuziehen.

Anziehen der Unterarmprothese. Einen Baumwoll- oder Perlonstrumpf zieht man vorn bis zur Ellenbogenbeugefalte und hinten bis zum Olekranon über den Stumpf. Der Stumpf wird dann mit dem Strumpf in die Prothese gesteckt und der Strumpf durch die Ventilöffnung wieder herausgezogen. Anschließend legt der Patient die Bandage an.

Anziehen der Oberarmprothese. Das Ellengelenk wird in leichter Beugestellung gesperrt. So bleibt genügend Spielraum in der Bandage. Man verhindert dadurch, daß der Unterarm sich durch Anspannen des Beugezuges unwillkürlich beugt und sich der Patient verletzt.

Vor dem Einziehen des Stumpfes in den Schaft müssen die Bandagenzüge geordnet werden, damit sie sich beim Anlegen der Achselschlinge nicht auf dem Rücken verdrehen.

Um einen guten Sitz des Prothesenschaftes zu erhalten, zieht man den Stumpf mit einem Einziehtrikot ein. Stumpfhaut und Muskulatur bekommen so in der Zugrichtung eine Vorspannung, durch die die Haftung zwischen Stumpf und Prothese verbessert wird.

In welcher Reihenfolge der Amputierte Bandage und Schaft anzieht, richtet sich nach der Länge seines Stumpfes. Bei einem langen Stumpf muß er zunächst den Schaft und anschließend die Bandage anziehen. Ein Patient mit kurzem Stumpf dagegen kann erst die Achselschlinge anlegen und dann den Stumpf einziehen.

Ausziehen. Auch für das Ausziehen der Prothese ist die Stumpflänge ausschlaggebend. Es erfolgt in umgekehrter Reihenfolge wie das Anziehen.

Durch geringe Abänderungen an der Bandage kann das An- und Ausziehen erleichtert werden. Für ungelenkige Patienten und Prothesenträger mit sehr langen Oberarmstümpfen besteht die Möglichkeit, den Sperrzug ab-

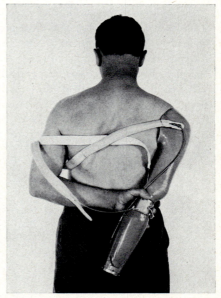

Abb. 43. Ausziehen einer Oberarmprothese mit abknöpfbarem Sperrzug.

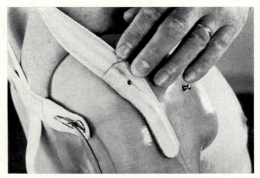

Abb. 44. Abknöpfbarer Sperrzug.

knöpfbar an der Schulterkappe anzubringen (Abb. 43 u. 44). Die Achselschlinge läßt sich dann besser abstreifen. Außerdem können Beuge- und Sperrzug zusammen durch einen Lederriemen mit Druckknopf befestigt werden, damit beide Züge von der Achselschlinge abzuknöpfen und auch zu verstellen sind.

Funktionstraining

Das Augenmerk bei der Schulung von *Daumen- und Fingerersatz* wird auf die Wiedererlangung eines guten, kräftigen Griffes und der beidhändigen Geschicklichkeit gelegt. Durch abwechselndes Greifen von Gegenständen unterschiedlicher Konsistenz (hart, weich, groß, klein, rund, eckig, flach, dick usw.) soll der Patient den neuen Greifvorgang erkennen. Er muß sich darauf einstellen, daß sein erhaltenes Restglied die aktiven Funktionen

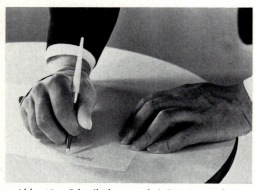

Abb. 45. Schreibübungen bei Daumenverlust.

ausführt, während der künstliche Finger nur passiven Gegenhalt bietet. Die Haltekraft übt der Patient zuerst mit weichen, stumpfen Gegenständen (Schaumgummi), die die Therapeutin ihm aus der Hand zu ziehen versucht. Die Übungen erschwert man durch Auswechseln mit harten, glatten Gegenständen (Klötze), die immer dünner werden, bis der Patient ein Blatt Papier so fest halten kann, daß es beim Herausziehen zerreißt.

Der gleiche Übungseffekt wird durch das Tragen schwerer Gegenstände erzielt.

Ist die rechte Hand behindert und hat der Patient vor der Verletzung mit dieser Hand geschrieben, so probiert die Therapeutin mit ihm zusammen die bestmögliche Stifthaltung aus und beginnt mit einfachen Mal- und Schreibübungen (Abb. 45).

Stellt sich heraus, daß die Führungsmöglichkeit, der Druck und die dauerhafte Haltefähigkeit nach einiger Übung nicht ausreichen, sollte zusammen mit dem Arzt und dem Orthopädiemechaniker über eine Schreibhilfe beraten werden. Erst nach erfolgloser Erprobung aller in Frage kommenden Hilfsmittel sollte der Patient auf das Schreiben mit der linken Hand umgeschult werden. Erwachsenen kann man diese Entscheidung selbst überlassen, bei Kindern muß die Therapeutin die Fähigkeit sehr genau überprüfen.

Zur Wiedererlangung der beidhändigen Geschicklichkeit bekommt der Patient handwerkliche Aufgaben, die in zunehmendem Maße erschwert werden, z. B. Papier schneiden und falten, Bastuntersetzer weben, Leder punzen, Holzschale schnitzen, Metall treiben, Nähen usw.

Wichtig sind die täglichen Gebrauchsübungen, bei denen der Patient selbst die besten Einsatzmöglichkeiten seiner Prothese erproben kann.

Bei der Versorgung mit einer *Greifplattenprothese* sind die Aufgaben der Therapeutin bezüglich der Schulung ähnlich wie bei einem Fingerersatz.

Das Training mit allen anderen Prothesenarten läßt sich von der Schulung mit der Standard-Eigenkraftprothese für Oberarmamputationen mit drei aktiven Funktionen gut ableiten.

Aus diesem Grund wird nachfolgend die Schulung mit einer *Oberarmeigenkraftprothese* ausführlich beschrieben. Es ist selbstverständlich, daß z. B. bei Patienten mit Prothesen für Schulterexartikulation Einschränkungen beim Funktions- und Geschicklichkeitstraining erforderlich sind. Das gilt auch für schwere körperliche Arbeiten, wie z. B. Gartenarbeiten, einigen Arbeiten im Haushalt und Werkarbeiten. Man muß bedenken, daß diesen Amputierten auch das natürliche Schultergelenk fehlt. Die Prothese kann nur durch Bewegungen der gegenüberliegenden Schulter betätigt und mit dem Brustkorb geführt werden. Alle passiven Einstellungen muß die gesunde Hand übernehmen. Dieser Kunstarm ist wesentlich starrer als eine Oberarmprothese, und die Handhabung erfordert sehr viel mehr Energie. Aufgaben, die eine Mitbewegung der Prothese aus dem Schultergelenk erfordern, können nicht erfüllt werden. Die Therapeutin muß diese verminderte Funktionsfähigkeit berücksichtigen und ihre Forderungen den Möglichkeiten des Patienten und der Prothese anpassen.

Der Patient übt zunächst mit dem Hook, da dessen Gewicht im Vergleich zur Kunsthand geringer ist und sich dieser mit weniger Mühe öffnen läßt. Zusätzlich ist er so gestaltet, daß man sowohl feine als auch grobe Arbeiten mit ihm ausführen kann. Die Stellung der beiden Finger und des Daumens oder des Nockens ermöglichen den sicheren Dreipunktgriff.

Die Bock-System-Hand wird auf Grund ihres natürlichen Aussehens vom Patienten bevorzugt und am meisten verordnet. In der funktionellen Anwendbarkeit ist der Hook ihr jedoch überlegen. Als Eigenkrafthand ist sie schwerer zu öffnen, die Greifmöglichkeiten sind wesentlich geringer, und beim Tragen von Gegenständen mit mehr als 10 kg Gewicht öffnet sie sich. Der Kosmetiküberzug ist sehr schmutzempfindlich. Als Fremdkrafthand ist sie wegen ihres festen Griffes selbst dem Hook überlegen, vor allem dann, wenn die Fingerbeeren flach ausgeführt sind.

Bei Arbeiten im Haushalt bietet sie sowohl als Eigenkraft- wie auch als Fremdkrafthand bessere Haltemöglichkeiten von Geräten mit dickerem Griff.

Die *Prothesenschulung* sollte anfangs vor einem großen Spiegel beginnen, damit der Patient seine Haltung, das Ausüben der Funktionen und seine oft übertriebene Begleitmimik dabei beobachten kann. Er gewöhnt sich dann nicht erst an, ständig auf seine Prothese herunterzuschauen und lernt schneller ihre Steuerung über die Bandage zu kontrollieren.

Die einfachste Funktion der Oberarmprothese, mit der man die Übungen beginnt, ist *das Beugen und Strecken des Unterarmes* (durch Vorbringen des Stumpfes). Der Hook darf sich beim Beugen nicht öffnen. Zur Kontrolle gibt die Therapeutin dem Patienten ein Blatt Papier in den Hook und läßt ihn den Arm abwechselnd schnell und langsam beugen und strecken. Fällt das Papier dabei heraus, spannt er nicht nur den Beuge-, sondern gleichzeitig den Greifzug an und rundet seinen Rücken zu stark. Die Therapeutin sollte ihn sofort, unter Beobachtung der über den Rücken laufenden Züge, korrigieren.

Als zweite Funktion wird das *Öffnen und Schließen des Hooks* durch Vorbringen der gegenüberliegenden Schulter geübt. Zur Erleichterung wird dabei zunächst das Ellengelenk rechtwinklig gebeugt und gesperrt. Später muß der Hook bei entsperrtem Ellengelenk und in allen Armhaltungen sowie in verschiedenen Körperpositionen, z. B. im Stehen, Sitzen oder Hocken, geöffnet werden können. Um ein übertriebenes Vorheben des anderen Armes zu vermeiden, läßt man den Amputierten in der gesunden Hand ein Glas Wasser halten, so daß er gezwungen ist, nur die Schulter vorzubringen (Abb. 46).

Die dritte Funktion, das *Sperren und Entsperren des Ellengelenkes,* wird zunächst noch außer acht gelassen. Falls notwendig, sperrt die Therapeutin den Kunstarm, damit der Pa-

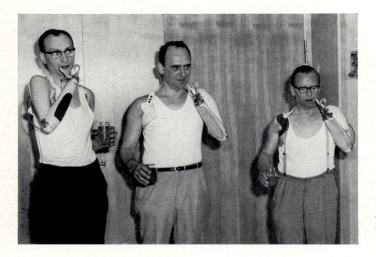

Abb. 46. Funktionstraining mit einem Glas Wasser in der erhaltenen Hand.

tient sich die Ausführung mit der gesunden Hand nicht erst angewöhnt.

Sobald der Armschüler den Greifzug betätigen kann, folgen *gezielte Greifübungen*. Nach dem anstrengenden Training im Stehen vor dem Spiegel wählt man hierfür eine sitzende Ausgangsstellung an einem Tisch. ROHMERT u. MANZ (1966) haben die günstigste Tischhöhe für Prothesenträger (Arbeitsplatz) untersucht. Sie liegt für Oberarmprothesenträger bei 7 bis 16 cm unterhalb des Ellengelenkes, für Unterarmversorgte bei 6 cm unterhalb bis zu 3 cm oberhalb des Ellengelenkes.

Der Armschüler beginnt nun mit dem Greifen und Einordnen verschiedener Stecker in ein Steckbrett. Dabei ist der Prothesenarm im Ellengelenk um 90 Grad gebeugt und gesperrt. Man weist darauf hin, daß der zu ergreifende Gegenstand immer am unbeweglichen Hook-Finger anliegen muß. Um die oft zu beobachtende verkrampfte Mitbewegung der gesunden Hand auszuschalten, läßt man mit beiden Händen arbeiten. Die Übung wird erschwert durch gleichzeitiges Einordnen der Stecker mit überkreuzten Unterarmen. Das erfordert viel Konzentration und schult das Gefühl für die Beidhändigkeit (Abb. 47).

Spiele nach dem Ravensberger Spiele-Buch, wie Solitär, Belagerungsspiel usw., lassen sich gut auf Steckbretter übertragen und machen die Übungen interessanter.

Neben dem gezielten Greifen soll der Patient zusätzlich lernen, ungünstig gegriffene Stecker an Tisch- oder Brettkanten im Hook auszurichten.

Als nächstes wird vom Armschüler verlangt, den Hook bei ungesperrtem Ellengelenk zu öffnen und zu schließen; anfangs mit gebeug-

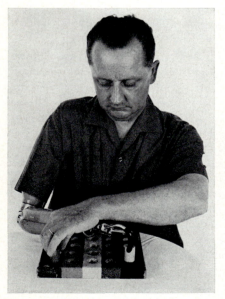

Abb. 47. Gleichzeitiges Einordnen von Steckern mit überkreuzten Armen.

tem Arm, wobei er darauf achten muß, daß die Sperrung nicht betätigt wird. Das Hook-Öffnen in Streckstellung gelingt meistens erst nach intensivem Üben.

Erst jetzt kann mit den *Kombinationsübungen* begonnen werden, wie mit der Betätigung des Hooks und dem Beugen und Strecken des Prothesenarmes. Man fordert zum Beispiel den Patienten auf:

„Arm beugen (mit geschlossenem Hook) – Hook öffnen – Hook schließen (in Beugestellung) – Arm ein wenig strecken (mit geschlossenem Hook) – in dieser Stellung Hook öffnen – Hook schließen – Arm beugen (mit geschlossenem Hook) – bei gebeugtem Arm Hook öffnen – Hook offen halten – Arm maximal beugen – Hook in Etappen wieder schließen" usw.

Anhand einfacher Brettspiele kann man das Hook-Öffnen mit entsperrtem Ellengelenk weiter üben lassen.

Hat der Patient gute Kontrolle über den Beuge- und Greifzug und kann er den Hook in verschiedenen Stellungen, wie z. B. vor dem Mund, hinter dem Rücken (Abb. 48), bei stark abduziertem Arm öffnen, setzt das *Training* zur Bedienung des *Sperrzuges* ein.

Der Sperrzug kann durch verschiedene Bewegungen betätigt werden (S. 25). Die Therapeutin muß herausfinden, welche Bewegungskombination für den jeweiligen Patienten am günstigsten ist. Bei vielen reicht das Anspannen der Halsmuskulatur durch Einziehen des Kinns und das Herunterdrücken des Prothesenarmes aus. Ist das Gelenk hierdurch noch nicht ge- oder entsperrt, genügt manchmal ein zusätzliches Zurückführen des Prothesenarmes. Die Länge des Sperrzuges spielt eine große Rolle. Er darf weder zu straff noch zu locker sein. Die Therapeutin sollte ihn selbst exakt einstellen können, und zwar an der Verbindung zwischen Perlonsenkel und Perlonkabel.

Zunächst wird die Sperrfunktion bei gebeugtem Arm geübt, wobei zu vermeiden ist, daß der Greifzug mitbetätigt wird. Der Kunstarm soll in drei Grundstellungen im Ellenbogen gesperrt und entsperrt werden können,

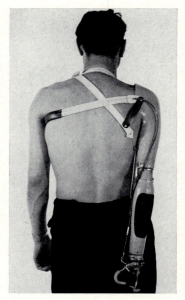

Abb. 48. Öffnen des Hooks bei nach hinten gestrecktem Arm.

ohne daß sich dabei der Hook öffnet (gestreckt – rechtwinklig gebeugt – maximal gebeugt). Anfangs kann man einen Klotz, später ein Stück Papier im Hook halten lassen.

Die Kombination von Hook- und Ellengelenkbetätigung (Öffnen/Schließen, Beugen/Strecken, Sperren/Entsperren) muß in allen Variationen sehr intensiv geübt werden.

Um beim Funktionstraining Verkrampfungen zu vermeiden, soll man Pausen einlegen, den Patienten nach wenigen Übungen immer wieder zum Durchatmen auffordern und Lokkerungsübungen einschalten (Schulterkreisen, Kopfkreisen, Armpendeln usw.). Während des Armpendelns kann man dem Armschüler gleichzeitig Hinweise für unauffälliges Gehen mit der Prothese geben. Dabei soll die Prothese im Ellengelenk entsperrt sein und leicht mitschwingen, der Hook oder die Hand in Mittelstellung stehen und die Körperrotation bei jedem Schritt mit ausgenutzt werden.

Die Prothesenträger haben im Greifgerät kein Tastempfinden. Deshalb versucht die Beschäftigungstherapeutin, über den Spannungszustand der Bandage das Gefühl für Öffnungs-

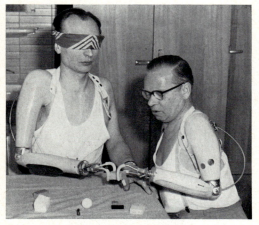

Abb. 49. Greifübungen mit verbundenen Augen.

weite und Schließdruck am Hook zu schulen. Mit verbundenen Augen läßt man bekannte Gegenstände unterschiedlicher Größe, Konsistenz und Form greifen (Abb. 49). Der Gegenstand wird in den maximal geöffneten Hook gegeben, den der Patient langsam schließt. Jetzt kontrolliert er die Spannung, die auf dem Greifzug bleibt. Durch mehrmaliges Greifen desselben Objektes kann der Prothesenträger auf Grund der unterschiedlichen Bandagenspannung den Gegenstand erkennen. Es eignen sich hierfür Tischtennisbälle, Tennisringe, kleine weiche Bälle, Würfel, Dominosteine, Halmastecker, Holzklötze, Schaumgummistücke, Streichholzschachteln usw.

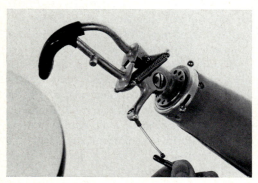

Abb. 50. Entkupplung des Greifzuges (Hülsenkupplung).

Im Verlauf der Schulung wird das Funktionstraining täglich wiederholt, und zwar nicht nur mit dem Hook, sondern auch mit der Prothesenhand.

Der Patient lernt dabei gleichzeitig seine Greifgeräte selbst auszuwechseln. Er entkuppelt den Greifzug oberhalb des Handgelenkes und löst anschließend den Handersatz vom Unterarm (Abb. 50). In der Praxis haben sich Hakenschieberkupplungen und Hülsenkupplungen bewährt.

Beim Einsetzen wird das Greifgerät zuerst mit dem Handgelenk verbunden und dann bei maximal geöffnetem Hook das Greifzugkabel angekuppelt (zur Erleichterung Klotz in den Hook stecken).

Weniger Geschickte kuppeln erst den Greifzug an und verbinden dann den Handersatz mit dem Handgelenk.

Reaktions- und Geschicklichkeitstraining

Beherrscht der Patient die Prothesenfunktionen gut, wird durch das *Reaktionstraining* der schnelle und spontane Einsatz des Kunstarmes geschult. Das Ellengelenk ist dabei nur anfangs gesperrt. Als Übung hierfür eignet sich das Greifen nach einem fallenden Tuch oder einem DIN-A-4-Bogen, einem pendelnden Seil, einer rollenden Kugel, einem zugeworfenen Ring (Abb. 51a u. b), schnelles Annehmen und Weiterreichen unterschiedlicher Gegenstände wie Stecknadeln, Holzklötze, Würfel, kleine Bälle usw.

Für das *Geschicklichkeitstraining* bieten sich viele Gesellschaftsspiele an. Hierbei lernt der Armversehrte nicht nur seine aktiven Prothesenfunktionen schnell und koordiniert auszuführen, sondern auch das exakte Einstellen aller passiven Gelenke. Außerdem lockern diese Übungen das Training auf und helfen dem Amputierten, seine Prothese im Spiel unbewußter und automatischer einzusetzen. Zusätzlich wird unmerklich die Ausdauer geschult. Durch das Mitspielen mehrerer Armschüler entstehen für den einzelnen Pausen, und eine Überanstrengung wird vermieden.

Beschäftigungstherapie 57

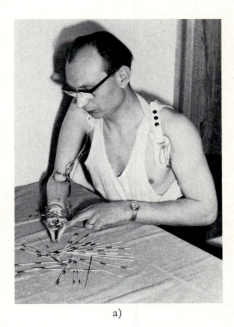

Das *Mikadospiel* eignet sich besonders gut für beidhändiges Training. Die gesunde Hand tippt das Stäbchen hoch, das der Hook am oberen Ende ergreifen muß. Damit der Stab nicht wegschnellt, darf die gesunde Hand ihn nicht zu früh loslassen (Abb. 52a).

Das *Dominospiel* verlangt den Einsatz des Hooks in verschiedenen Drehstellungen. Der Patient bekommt die Aufgabe, die aufgestapelten Steine mit der Prothese einzeln abzu-

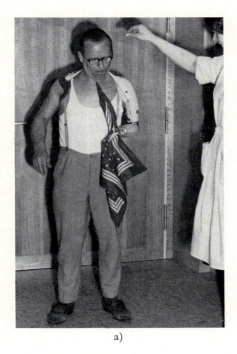

a)

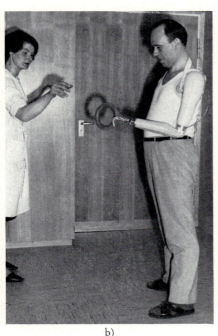

b)

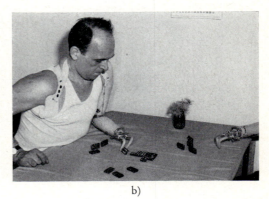

a)

b)

Abb. 51. a) Reaktions- und b) Geschicklichkeitstraining.

Abb. 52. a) Mikado- und b) Dominospiel erfordern den geschickten Einsatz der Prothese.

5 Trebes/Wolff/Röttgen/Groth, Armschulung

nehmen und senkrecht vor sich aufzustellen. Am besten drückt er dazu mit den Fingerspitzen des Hooks auf die obere Kante des Dominosteines, bis er sich aufrichtet. Wenn er an der Reihe ist, legt er dann mit der Prothese die vor ihm stehenden Steine flach an. (Abb. 52b.)

Beim *Tischkegelspiel* muß der Patient den Prothesenarm vorbringen und die Kugel im richtigen Augenblick loslassen, damit sie genügend Schwung zum Rollen bekommt.

Das *Mühlespiel* erfordert exakte Voreinstellung des Hooks, da sonst der runde, flache Mühlestein zwischen den Hook-Fingern abgleitet. Schlecht aufgezogene Fingerüberzüge machen ein Greifen der flachen Steine unmöglich.

Beim *„Mensch ärgere Dich nicht"* sollen kleine, runde Figuren auf einem großen Feld weitergesetzt werden. Hierbei lernt der Armschüler körpernah und -fern zu greifen und loszulassen. Eine richtige Voreinstellung des Hooks ist Voraussetzung, da sonst die Figur beim Absetzen umfällt. Geschickte Patienten können sie, ähnlich wie beim Dominospiel, mit der Prothese wieder aufrichten. Auch würfeln muß der Patient mit seinem Kunstarm.

Durch das *Halmaspiel* lernt er, auf engstem Raum stehende Figuren zu greifen und abzusetzen, ohne andere dabei umzustoßen. Mit dem Hook ist diese Schwierigkeit gut zu meistern. Bei der Kunsthand werfen oft die funktionslosen Finger nebenstehende Steine um, außerdem benötigen die drei Greiffinger beim Öffnen mehr Spielraum.

Das *Knobeln* mit dem Würfelbecher schult vorwiegend die Pro- und Supinationsbewegungen. Patienten mit langem Oberarmstumpf und weit ausgeschnittenem Schultersattel können durch starke Ab- und Adduktion des Kunstarmes und leichtes Rumpfseitneigen die Pro- und Supinationsbewegung ersetzen (Abb. 53).

Besonders beim *Schokoladen- und Knobelkäsespiel* kann man erreichen, daß die Prothese spontan eingesetzt wird. Gesellschaftsspiele dieser Art eignen sich sehr gut für bunte Nachmittage.

Durch die verschiedenen Greiftechniken, die bei den einzelnen Spielen angewendet werden, lernt der Amputierte die Vorteile des Hooks gegenüber der Schmuck- oder Kosmetikhand kennen. Es gelingt nur schwer, mit den runden Fingerkuppen der Kunsthand flache Gegenstände, wie z. B. Mühlesteine, zu fassen. Die kleinen Halmafiguren klemmen sich durch den Gegendruck des Daumens leicht zwischen Ring- und Mittelfinger ein. Um das zu verhindern, läßt sich bei einigen Händen, wie z. B. bei der BOCK-System-Hand, der Abstand dieser beiden Finger vom Orthopädiemechaniker einstellen.

Das *Kartenspiel* ist ebenfalls eine sehr beliebte und gleichzeitig beidhändige Betätigung. Es sollte im Programm der Prothesenschulung nicht fehlen. Die Karten kann der Armschüler in verschiedener Weise halten.

Bei Benutzung des Hooks kann der Kartenfächer auf dem unbeweglichen Hook-Finger (Abb. 54a) oder zwischen zwei Bierdeckeln (Abb. 54b) (bessere Fixierung der Spielkarten) liegen.

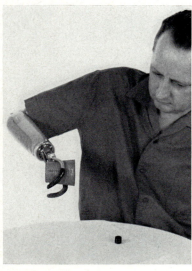

Abb. 53. Durch Abduktion des Kunstarmes wird der Würfelbecher gekippt.

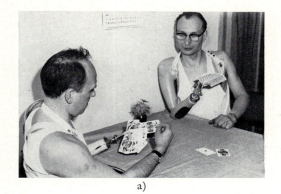

a)

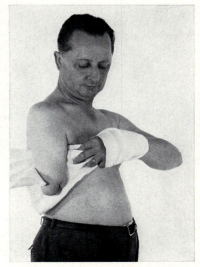

Abb. 55. Abtrocknen der erhaltenen Hand.

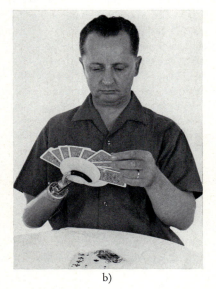

b)

Abb. 54. Halten der Spielkarten mit a) Hook oder b) zwischen zwei Bierdeckeln.

Mit der gesunden Hand halten meist Unterarmamputierte, die mit dem Hook die Spielkarten ablegen, den Kartenfächer.

Hat der Armschüler sich an einen Kartenhalter (2, 15, 19*) gewöhnt, empfindet er den Einsatz der Prothese als zu anstrengend und zu umständlich.

Selbsthilfetraining

Der einseitig Amputierte benötigt nur bei wenigen Verrichtungen der Selbsthilfe seine Prothese. Wie er sie dabei einsetzt oder wann er besser ohne sie auskommt, muß während der Armschulung ausprobiert werden.

Es ist Aufgabe der Beschäftigungstherapeutin, ihm alle möglichen Hilfen und Handgriffe zu zeigen, damit er seine völlige Unabhängigkeit erreicht.

Zum *Waschen des gesunden Armes* ziehen Unterarmamputierte einen Waschhandschuh über den Stumpf. Oberarmamputierte legen den Waschhandschuh auf ihren Oberschenkel oder auf den Waschbeckenrand und reiben mit dem gesunden Arm darauf entlang. Beide Achselhöhlen sind gut mit der gesunden Hand zu waschen. Hat der Patient Schwierigkeiten, die Seife in der gesunden Hand zu halten, kann er einen „Oktopus" benutzen oder ein Seifensäckchen am Wasserkran befestigen. Die gesunde Hand reinigt er am besten mit einer Handwaschbürste (2, 15, 3, 19*), die durch Saugfüße am Waschbecken fixiert ist.

Zum *Abtrocknen des gesunden Armes* kann er das Handtuch zwischen zwei Haken oder zwischen Handtuchhaken und seine Knie spannen.

---

* Die Zahlen verweisen auf das Bezugsquellenverzeichnis auf S. 129.

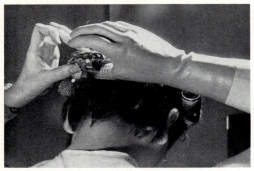

Abb. 56. Aufdrehen der Haare mit Hilfe der Prothese.

Eine andere Möglichkeit ist, das Handtuch über den gesunden Handrücken zu legen, mit den Fingern das Handtuch zu greifen und die Enden zwischen Stumpf und Oberkörper einzuklemmen (Abb. 55). Hierdurch entsteht eine Handtuchschlaufe, in der man den gesunden Arm abtrocknet.

Die *spezielle Haarpflege,* besonders das Toupieren und das Aufdrehen der Haare auf Wickler, ist für Frauen mit Oberarmprothesen aufgrund der Bewegungseinschränkung im Schultergelenk nicht mit dem Kunstarm möglich.

Unterarmamputierte Mädchen und Frauen können z. B. beim Toupieren den Kamm mit der Prothese führen. Die myoelektrische Unterarmprothese (mit Kosmetikhand) läßt sich beim Aufdrehen der Haare ausgezeichnet einsetzen. Der Lockenwickler wird auf den Daumen der geöffneten Hand gesteckt und das Haar mit der gesunden Hand aufgewickelt (Abb. 56). Um das mit einer Eigenkraftunterarmprothese zu erreichen, muß die Amputierte äußerst geschickt sein, denn es ist kaum möglich, die Kunsthand bei angehobenem Arm über dem Kopf längere Zeit geöffnet zu halten. Ferner reicht beim Fassen der Lockenwickler am seitlichen Rand die Fixierung im Hook oder in der Kunsthand nicht aus.

Zum *Feilen* und *Reinigen der Fingernägel* wird die Nagelfeile mit starker Federspannung in den Hook eingeklemmt. Zum Schneiden der Nägel, auch der Fußnägel, benutzt der Prothesenträger zweckmäßigerweise das HENCKELS-Nagelpflegegerät für Einhänder (15).

Beim *Anziehen* muß der Armversorgte zuerst den Ärmel des Kleidungsstückes über den Prothesenarm (ggf. bei gesperrtem Ellengelenk) streifen. Beim *Ausziehen* dagegen wird der Ärmel zuletzt von der Prothese gezogen.

Um das *Auf- und Zuknöpfen von Blusen- und Oberhemdenmanschetten* beim An- und Ausziehen zu vermeiden, näht man bei Prothesenträgern die Knöpfe mit einem Gummibandsteg an (Hut- oder Hosengummiband). Es gibt auch Spezialmanschettenknöpfe, die durch einen Federzug miteinander verbunden sind und sich somit leichter handhaben lassen. Bei den allgemein gebräuchlichen Manschettenknöpfen stellt der Amputierte beim Aufknöpfen den Knebel mit dem Hook hochkant. Während er dann den Arm aus dem Ärmel herauszieht, rutscht der Knebel durch das Knopfloch, und die Manschettenstulpe öffnet sich. Zum Anziehen steckt er den Manschettenknopf schon vorher durch ein Knopfloch und weitet das andere vor. Anschließend legt er den Unterarm in Supination auf einen Tisch, faßt mit dem Greifgerät die oben liegende Stulpe, zieht sie über den senkrecht gestellten Manschettenknebel und stellt diesen anschließend quer (Abb. 57).

Beim *Schlipsbinden* hält der Hook das schmale Ende, um das der Knoten gebunden und an dem die Krawatte anschließend hochgezogen wird.

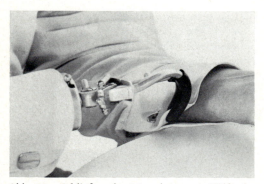

Abb. 57. Schließen der Manschette mit Hilfe des Hooks.

Um beim *Anziehen der Schuhe* das *Schleifebinden* zu vermeiden, tragen Prothesenträger meistens Slipper. Unterarmversorgte mit Schuhen zum Schnüren sollte man dazu anhalten, die Prothese beim Schleifebinden mitzubenutzen. Dem Oberarmversorgten ist das kaum möglich, denn durch das starke Vorneigen des Oberkörpers steht der Greifzug unter zu großer Spannung, so daß der Hook geöffnet bleibt. Er sollte die Einhänderverschnürung (Abb. 58) oder die Einhänderschleife (Abb. 59a–e) erlernen.

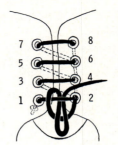

Abb. 58. Einhänderschnürung.

Das *Schuhputzen* geschieht am besten bei angezogenen Schuhen. Weitere Möglichkeiten, wie z. B. den Schuh mit dem Hook (bei starker Federeinstellung) am seitlichen Rand zu halten oder die Prothese in den Schuh hineinzustecken, erweisen sich in der Praxis als ungünstig.

Das *Umbinden eines Gürtels* erleichtert sich der Versehrte, indem er die Schnalle mit der Prothese hält. Oft sind bei Herrenhosen die

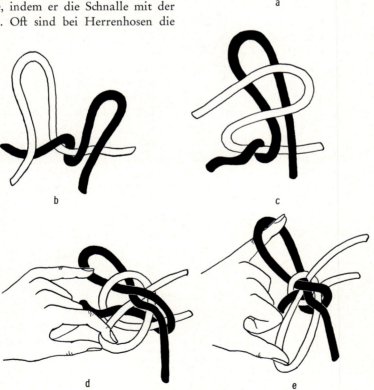

Abb. 59. Einhänderschleife.

Gürtelschnallen schon durch eine Schlaufe am Hosenbund fixiert.

Das *Oberhemd* läßt sich leichter *in die Hose stecken,* wenn der Hosenbund mit dem Hook gehalten wird.

Einen *Mantel* oder ein *Jackett anzuziehen,* fällt den Amputierten mit Oberarm- und Schulterexartikulationsprothesen schwer. Sie müssen den Ärmel, der zuerst über den gesperrten Prothesenarm gezogen wird, von der Schulter her raffen. Einige Patienten nehmen Hand oder Hook vor dem Anziehen ab, um ein Hängenbleiben im Ärmelfutter zu vermeiden.

Der *Handschuh* läßt sich gut *anziehen,* wenn der Hook bei doppelter Federspannung die Stulpe festhält.

Handfertigkeiten im täglichen Leben

Jede Armprothese ist in der Funktion unauffälliger als ein bewegungsloser, neben dem Körper hängender Arm. Schon aus diesem Grunde sollte der Armschüler angehalten werden, sein Kunstglied auch tatsächlich zu benutzen.

Nach den im Testbogen (S. 45/46) aufgeführten Tätigkeiten müssen die einzelnen, im täglichen Leben immer wieder vorkommenden Handgriffe ausprobiert und geübt werden. Um den Amputierten zur aktiven Mitarbeit zu erziehen, sollte die Therapeutin ihm dabei keine fertige Lösung anbieten, sondern erst dann verschiedene Möglichkeiten zeigen, wenn er mindestens eine selbst herausgefunden hat.

Die *Schnalle* eines *Uhrarmbandes* mit der Prothese zu schließen ist sehr schwierig. Aus diesem Grunde wird ein Elastofixarmband empfohlen, das der Hook beim Anlegen hält, während die gesunde Hand durchschlüpft. Viele Amputierte ziehen es vor, die Uhr um den Prothesenarm zu tragen. Kosmetikhandschuhe mit langer Stulpe wirken dadurch natürlicher. Beim *Aufziehen der Uhr* fungiert die Prothese als Haltehand, ebenso beim *Putzen der Brille.*

Beim *Öffnen des Schirmes* hält der Hook den Griff, und die gesunde Hand betätigt die Mechanik.

Besonders beim *Gebrauch* der *Geldbörse,* der *Brieftasche* und der *Aktenmappe* sollte jeder Armschüler sich angewöhnen, die Prothese als Haltehand bzw. Gegenhalt mit einzusetzen.

Die *Zigaretten-* und *Streichholzschachtel* lernt der Raucher mit der Prothese zu halten, damit die gesunde Hand die Zigarette bzw. ein Streichholz aus der Schachtel nehmen und anzünden kann.

Einen *Wasserhahn aufdrehen* und *gleichzeitig eine Tasse mit Wasser zu füllen* ist recht schwierig. Hebelkräne bedient der Patient mit der Prothese, da die gesunde Hand die Tasse sicherer hält. Bei den konventionellen Drehkränen muß umgekehrt verfahren werden. Es lassen sich jedoch nicht alle Tassen mit dem Hook sicher halten, so reicht z. B. bei schweren Porzellantassen selbst die doppelte Federspannung beim Hook nicht aus.

Ein Oberarmprothesenträger wird immer mit der gesunden Hand *Gegenstände vom Fußboden aufheben.* Er kann es jedoch auch mit der Prothese, muß dafür aber in die Hocke gehen und mit dem gestreckten Arm den Gegenstand seitlich neben dem Körper ergreifen.

Der *Gebrauch* einer *Sicherheitsnadel* ist nur mit der gesunden Hand möglich.

Muß ein Prothesenträger auf seine gesunde Hand ein *Pflaster kleben,* ist er auf seinen Hook angewiesen. Nach Entfernung der Schutzfolie einer Seite wird das Pflaster mit dem Hook auf die Wunde gelegt, die klebende Seite angedrückt, dann mit dem Hook die zweite Schutzfolie entfernt und gleichzeitig das Pflaster über die Wunde gezogen.

Ein *Fenster* oder eine *Schublade öffnet* fast jeder einseitig Amputierte mit der gesunden Hand. Um die Möglichkeiten seiner Prothese kennenzulernen, sollte er es während der Schulung auch mit der Prothese versuchen.

Beim *Schließen* und *Öffnen* eines *Vorhängeschlosses* dient der Hook zum Halten.

Zum *Auswechseln* einer *elektrischen Birne* sowie eines *Filmes* im *Photoapparat* übernimmt die Prothese Haltefunktionen.

Beim *Packen* eines *Paketes* stellt sich heraus, ob der Patient in der Lage ist, unbewußt seine Prothese für verschiedene Hilfestellungen einzusetzen. Er erhält die Aufgabe, einen Bogen Papier zurechtzuschneiden, einen Gegenstand (rund oder eckig) ordentlich darin einzuwickeln, dann das Päckchen mit einem Bindfaden zu verschnüren und – aus Übungsgründen – eine Schleife zu binden (Abb. 60). Anschließend wird das Paket wieder ausgepackt, das Papier sorgfältig zusammengefaltet und die Schnur exakt aufgewickelt. Die Schnur kann entweder um die weit geöffneten oder um die geschlossenen Hook-Finger und den Hebel der Doppelfeder gewickelt werden. Zum Abnehmen der Schnur bringt man den Hebel nach vorn (feste Federeinstellung).

Durch das *Tragen schwerer Gegenstände*, z. B. gefüllter Eimer, Koffer usw., probiert der Prothesenträger die Belastungsfähigkeit seines Kunstarmes aus. Beim Standard-Hook 53 dienen die geschlossenen Hook-Finger zum Tragen. Der Standard-Hook 58 hat einen zusätzlichen Quernocken. Der Henkel des Eimers liegt auf dem Quernocken und dem Hook-Finger, an dem der Balken fixiert ist (Abb. 61).

Das *Zopfflechten* eignet sich besonders zum bilateralen Greiftraining. Die Prothese muß die einzelnen Stränge immer wieder neu fassen, gespannt halten und kreuzen.

Um möglichst viele Grifftechniken, die im täglichen Leben notwendig sind, mit der Prothese auszuprobieren, kann eine Übungswand verwendet werden. An ihr sind Schalter, Griffe, Verschlüsse, Armaturen usw. angebracht. Der Armschüler entscheidet selbst, wie er seine Prothese am zweckmäßigsten einsetzt.

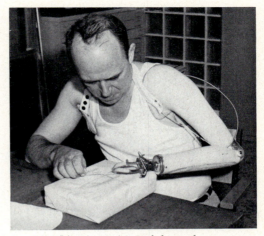

Abb. 60. Beim Päckchenpacken.

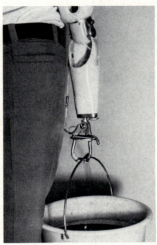

Abb. 61. Tragen eines Wassereimers mit Standard-Hook 58.

Essen und Trinken

Es besteht nicht die Absicht, einen einseitig Amputierten so zu trainieren, daß er beim Essen und Trinken seine Prothese als Haupthand einsetzt. Er soll wiederum nur lernen, sie zur Unterstützung der gesunden Hand zu benutzen und Messer und Gabel dem jeweiligen Zweck entsprechend zu halten, um sich auch bei Tisch möglichst unauffällig helfen zu können.

Zunächst probiert der Armschüler aus, wie sich verschiedene Besteckteile im Hook oder in der Kunsthand einspannen lassen. Durch die unterschiedlichen Konstruktionen der einzelnen Hooks und Kunsthände gibt es mehrere Möglichkeiten (Abb. 62a u. b und 63a–d). Bei Eigenkraftprothesen läßt sich das Besteck, besonders das Messer, in der Kunsthand sehr schlecht fixieren. Die Griffkraft ist zu gering, um stärkerem Druck standzuhalten. Fremd-

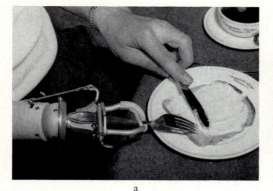

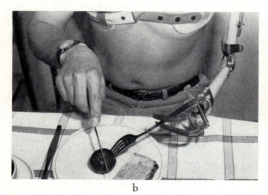

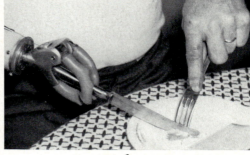

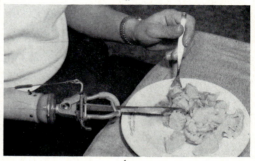

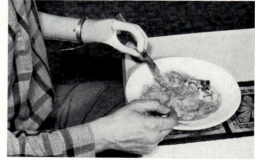

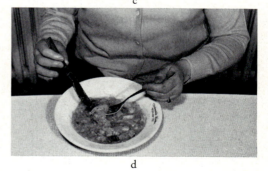

Abb. 62. Fixierung der Gabel. a) im Standard-Hook 58; b) im Standard-Hook 53.

kraftprothesen (Pneumatik und Myoelektrik) haben den Vorteil einer festeren Griffkraft der Hand.

Beim *Essen* führt die gesunde Hand den Löffel oder die Gabel zum Mund, während das Messer in der Prothese als Gegenhalt dient.

Zum *Brotstreichen und -schneiden* oder auch zum *Fleischschneiden* muß der Prothesenträger das Messer in die gesunde Hand nehmen und mit einer Gabel im Hook oder in der Kunsthand das Brot bzw. Fleisch halten. Um dabei das umständliche Auswechseln der Besteckteile im Greifgerät zu vermeiden und (aus hygienischen Gründen) nicht ständig die Gabelzinken beim Einspannen anfassen zu müssen, empfiehlt man dem Patienten, zwei Gabeln zu benutzen.

Abb. 63. Fixierung des Messers. a) im Dreifinger-Greifer; b) im Standard-Hook 58; c) in der Bock-Greifhand; d) in der Bock-System-Elektrohand.

Eine *Tasse* oder ein *Glas* werden stets mit der gesunden Hand an den Mund geführt.

Kann der Patient seine Prothese nicht tragen, hat er die Möglichkeit, auf dem Frühstücksbrett für Einhänder (15) selbständig sein Brot zu streichen und zu schneiden.

Weitere Schwierigkeiten haben einseitig Amputierte beim *Abpellen* und *Essen eines Eies*. Sie benutzen am besten einen schweren Porzellaneierbecher oder den Plastikeierbecher mit Saugfuß (2 u. 15).

Das *Zubereiten von Obst,* z. B. Äpfel schälen und schneiden, Apfelsinen pellen usw., erfordert viel Geschicklichkeit. Wie jeweils die Prothese dabei eingesetzt wird, richtet sich nach der Beschaffenheit des Greifgerätes.

Ein Messer kann man nur in der Fremdkraftprothese oder im Hook bei starker Federspannung fest einspannen. Die gesunde Hand hält dabei z. B. die Apfelsine und führt sie an der Schneide des Messers entlang (Abb. 64). Bei Eigenkraftkosmetikhänden muß die gesunde Hand das Messer und die Prothese die Frucht halten.

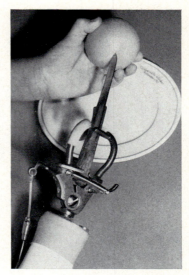

Abb. 64. Zubereiten einer Apfelsine.

Büroarbeiten

Viele Tätigkeiten am Schreibtisch erfordern nicht unbedingt den Gebrauch beider Hände. Einseitig Amputierte kommen auch mit Hilfsmitteln, z. B. Einhänderlineal (2, 15, 19), Schreibplatte (15), Briefbeschwerer usw., zurecht. Der Prothesenträger sollte jedoch seinen Kunstarm nach Möglichkeit mit einsetzen.

In der Praxis hat sich gezeigt, daß der einseitig Amputierte zwar mit seinem Kunstarm *schreiben* kann, aber nie die Wendigkeit einer gesunden Hand erreicht. Das gilt besonders für Patienten mit Oberarm- oder Schulterexartikulationsprothesen. Einseitig Amputierte, gleich ob früher rechts- oder linkshändig, schreiben aus diesem Grund mit ihrer gesunden Hand. Hierbei übernimmt die Prothese die Aufgabe, das Blatt zu halten.

Auf die verschiedenen Möglichkeiten, den Stift im Handersatz zu fixieren, wird bei der Ohnhänderschulung ausführlich hingewiesen.

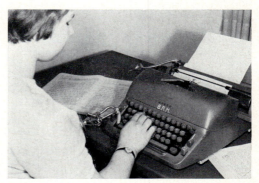

Abb. 65. Bedienung der Schreibmaschine mit Hand und Hook.

Büroangestellte sollten vor oder während der Prothesenschulung das *Maschinenschreiben* nach dem „Fünffingersystem" erlernen. Die Bedienung der Umschalttaste übernimmt die Prothese (Abb. 65).

Tätigkeiten wie *Papierschneiden, Falten, Linieren, Kleben* usw. lassen sich gut anhand von Papierfaltarbeiten üben.

Beim *Auswechseln von Füllhalterpatronen* und *Kugelschreiberminen* sowie beim *Anspitzen von Bleistiften* dient die Prothese als Haltehand (Abb. 66).

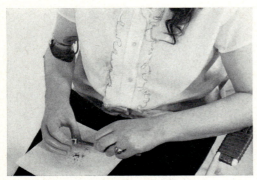

Abb. 66. Bleistiftanspitzen mit BOCK-System-Elektrohand.

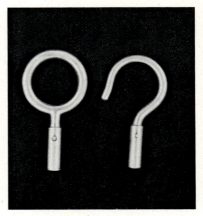

Abb. 68. Ring und Haken.

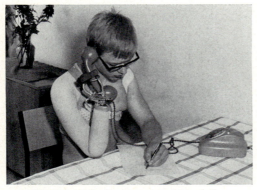

Abb. 67. Telephonieren mit Hörerhalter.

Beim *Radieren* mit einem Radiergummi wird entweder der Radiergummi in der Prothese gehalten und das Papier mit der gesunden Hand fixiert oder das Blatt mit der Prothese gehalten und mit der gesunden Hand radiert.

Um beim *Telephonieren* Notizen machen zu können, ergreift der Amputierte am besten mit der Prothese den Hörer nahe der Hörmuschel. Da im Hook der Hörer leicht abrutscht, kann man diesen zusätzlich mit einem Hörer-Halter „Händefrei" versehen (Abb. 67).

Beim *Lesen eines Buches* kann der Unterarm im allgemeinen als Auflage für die Lektüre dienen. In diesem Fall muß die Prothese mit gebeugtem und gesperrtem Ellengelenk leicht vorgebracht und der Unterarm im Sichelgelenk nach innen rotiert werden.

Eine *Zeitung* ohne Auflagemöglichkeit frei zu *halten* ist zwar möglich, das Umblättern jedoch schwierig.

Gartenarbeiten

Armschüler, die sich zu Hause im Garten betätigen, sollten die Gelegenheit erhalten, während der Schulung auszuprobieren, ob ihnen bei der schweren körperlichen Arbeit die Prothese nützt, wie sie ihren Hook am geschicktesten einsetzen können und was für passive Zusatzgeräte sie benötigen.

Beim *Umgraben, Hacken, Harken, Pflanzen, Rasen-* und *Heckenschneiden* lernen die Versehrten die einzelnen Ansatzgeräte für den Arbeitsarm kennen und können selbst entscheiden, womit sie am besten zurechtkommen.

Am häufigsten wird der *Haken* (2, 3, 19) zum Tragen von Körben usw., der *Ring* (2, 3, 19) zum Führen des Stieles der Harke, der Hacke, der Schaufel usw. benötigt (Abb. 68). Ferner gibt es noch den *Ring im Bügel mit Haken* (2, 3, 19) und *Spannmöglichkeit, passiven Greifer* (2, 3, 19), *Spatenhalter* (2) und *Pflanzholz* (2).

Zum Graben können Prothesenträger den *Terrex-Spaten* benutzen.

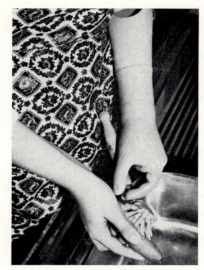

Abb. 69. Möhrenschrubben.

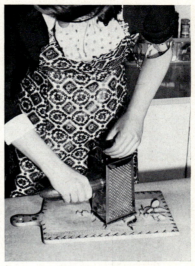

Abb. 71. Gurkenhobeln.

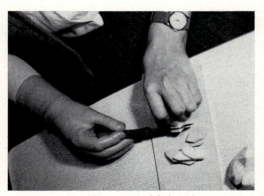

Abb. 70. Apfelschneiden.

Arbeiten im Haushalt

Für die amputierte Hausfrau ist es außerordentlich wichtig zu wissen, daß sie trotz ihrer Behinderung fähig ist, ihre Aufgaben auch weiterhin zu erfüllen. Aus diesem Grunde sollte die Beschäftigungstherapeutin sie so früh wie möglich zu Hausarbeiten heranziehen und ihr alle vorhandenen Hilfen und Erleichterungen zeigen. Ziel der Schulung ist es, daß die einseitig amputierte Hausfrau nach der Entlassung die Arbeiten in ihrem Haushalt selbständig ausführen kann.

Gemüse putzen:
1. Das einzelne Stück wird nur mit dem Hook oder der Kunsthand oder mit einer Gabel im Hook fixiert.
2. Das Gemüse wird auf einem Nagelbrett (15) fixiert.
3. Möhren schrubbt man mit einer harten Stielbürste, die im Hook oder der Kunsthand gehalten wird (Abb. 69), oder an einer Spülbürste mit Saugfüßen (14), wie sie zum Gläserspülen in Gaststätten gebräuchlich ist.

Gemüse oder Obst schneiden:
1. Das einzelne Stück mit dem Hook oder der Kunsthand festhalten oder auf dem Nagelbrett fixieren (15).
2. Das Küchenmesser beim Schneiden mit der Kunsthand (Abb. 70) oder dem Hook festhalten.
3. Kohl, Kohlrabi, Möhren, rote Beete, Gurken usw. am Messer der Brotmaschine entlang führen, ohne das Messer zu drehen.
4. Möhren reiben und Gurken hobeln
   a) an der flachen Handreibe, die mit der Prothese gehalten wird,
   b) an der vierseitigen Standreibe, die durch die Prothese am Griff stabilisiert wird (Abb. 71).

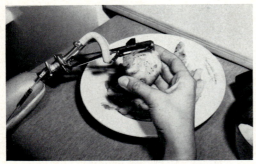
Abb. 72. Kartoffel mit Messer im Hook schälen.

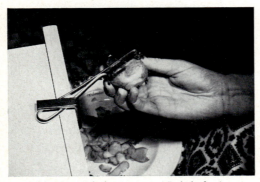
Abb. 73. Schälmesser am Tisch befestigt.

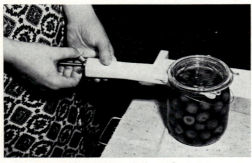
Abb. 74. Weckglas öffnen.

Kartoffelschälen:
1. Kartoffelschälmesser mit der Prothese halten und die Kartoffel mit der gesunden Hand daran entlang führen (Abb. 72);
2. Kartoffelschälmesser mit einer Schraubzwinge an der Tischkante befestigen (Abb. 73);
3. mit Kartoffelschäler für Einarmige (15);
4. mit Kartoffelschälmaschine mit Wasserantrieb (1) oder elektrischer Kartoffelschälmaschine (10).

Kartoffeln oder Zwiebeln pellen:
1. auf dem Nagelbrett (15),
2. mit einer Pellgabel, die mit der Prothese gehalten wird.

Zwiebeln schneiden:
im Zwiebelschneider.

Kochtopf halten:
1. mit Prothese und gesunder Hand,
2. leichte Töpfe einhändig mit Allesgreifzange (15),
3. beim Wassereinfüllen mit Topfhaken (15) über dem Wasserhahn. Ein Topfgriff wird in den Haken gehängt, der andere mit der Prothese gehalten, so daß die gesunde Hand den Wasserhahn auf- und zudrehen kann.

Weckgläser halten und öffnen:
1. Glas auf der Arbeitsplatte stehen lassen und mit der Prothese durch Druck gegen den Körper halten, mit der gesunden Hand das Glas am Ring aufziehen.
2. Glas auf ein feuchtes Tuch stellen und mit „Bechland-Konservenglasöffner" öffnen, die Prothese hält den Griff des Öffners, die gesunde Hand schraubt (Abb. 74).

Dosen öffnen:
Mit dem Dosenöffner für Einhänder (15). An der Wand befestigte Dosenöffner sind weniger gut geeignet.

Fischdosen öffnen:
Dose auf dem feuchten Tuch und zusätzlich mit der Prothese fixieren, mit der gesunden Hand den Ölsardinenöffner drehen.

Milchdose öffnen:
Dose mit der Prothese fixieren.

Flaschen öffnen:
1. Patentverschluß an Bierflaschen und Sprudelflaschen mit der gesunden Hand öffnen, Flaschenhals mit der Prothese halten.
2. Weinflaschen öffnen mit Korkenzieher, Fla-

sche zwischen den Knien halten und mit der gesunden Hand den Korken herausziehen.

Speisen mit dem Löffel rühren:

Unterarmamputierte können mit dem im Greifgerät befestigten Löffel rühren und mit der gesunden Hand die Schüssel halten. Oberarmamputierte halten die Schüssel mit der Prothese und stellen sie zusätzlich auf ein feuchtes Tuch. Beim Rühren auf dem Herd empfiehlt sich eine Topfarretierung (15).

Speisen mit dem Radschläger oder Rührfix rühren:

Das Gerät mit der Prothese halten und mit der gesunden Hand drehen (Abb. 75).

Kuchenteig ausrollen:

Am besten kugelgelagerte Kuchenrolle benutzen, da sie leichter zu handhaben ist.

Heißes Blech aus dem Backofen nehmen:

Nicht mit der Prothese herausziehen, da Fingerüberzüge oder Kosmetikhandschuhe hitzeempfindlich sind. Beim Einschieben des Backbleches in den Ofen kann die Prothese gut assistieren.

Tablett tragen:

Am besten eignet sich ein Tablett mit höherem Rand und seitlichen Henkeln. Beim Standard-Hook 53 werden die geschlossenen Finger als Tragehaken benutzt. Beim Standard-Hook 58 hängt man den Griff über den Quernocken und seitlich über die Finger oder benutzt ebenfalls die geschlossenen Hook-Finger. Wird der Griff nur über den Quernocken gehängt, besteht die Gefahr, daß er abrutscht und die Hook-Finger aufdrückt. Beim Tragen mit der BOCK-System-Hand darf das Gewicht nicht mehr als höchstens 10 kg betragen, da sich die Hand sonst öffnet (Abb. 76). Das Ellengelenk muß in jedem Fall gebeugt und gesperrt sein.

Geschirr spülen:

1. Spülbürste mit der Prothese halten und mit der gesunden Hand das Geschirr und Besteck an der Bürste abwaschen.

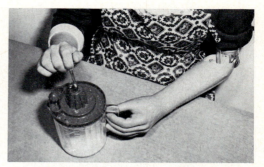

Abb. 75. Sahne im Rührfix schlagen.

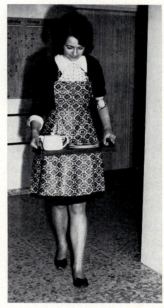

Abb. 76. Beim Tragen eines Tabletts ist die Prothese unentbehrlich.

2. Für Gläser, Tassen und Teller eignet sich gut die Gläserspülbürste mit Saugnäpfen (14).

Geschirr abtrocknen:

Mit dem Geschirrtuch in der gesunden Hand das mit der Prothese gehaltene Geschirr abtrocknen oder dieses auf dem Tisch abstellen und mit der Prothese gegenhalten.

Tischdecken:

1. Tischdecke auflegen mit gesunder Hand und Hilfe der Prothese;

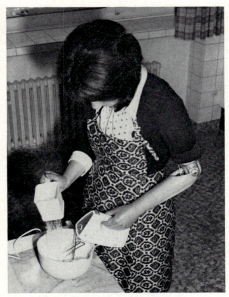

Abb. 77. Führen des Handmixgerätes mit der Kunsthand.

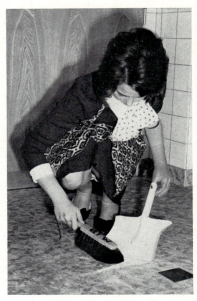

Abb. 78. Geschickte Handhabung des Kehrblechs.

2. Geschirr aufdecken mit gesunder Hand;
3. Tischdecke zusammenfalten mit gesunder Hand und Prothese.

Brotschneiden:
1. Brot mit einer in der Prothese befestigten Gabel fixieren und mit der gesunden Hand schneiden;
2. mit Hilfe des Frühstücksbrettes (15);
3. mit der Brotschneidemaschine.

Gebrauch elektrischer Geräte:
1. *Küchenmaschine* – keine Schwierigkeiten – nur Einsatz der gesunden Hand notwendig;
2. *Handmixgeräte* mit gesunder Hand halten. Der elektrische Handmixer (10) läßt sich gut mit der Bock-System-Hand führen, die gesunde Hand ist dann frei für das Hinzugeben der Zutaten (Abb. 77).

Weitere Hilfsmittel zum Kochen und Backen:
1. Eiertrenner (15);
2. Frühstücksbrett für Einhänder als Schneidebrett für Fleisch usw. (15);
3. Doppelgummisaugplatte (15) zum Fixieren einer Schüssel beim Rühren. Da sich der Saugfuß bei längerem Rühren durch die Bewegung der Schüssel löst, nicht sehr günstig;
4. Zitronenpresse (21);
5. Zwiebelschneider (handelsüblich) für Zwiebeln und Petersilie.

Fußboden fegen:
1. Besen bei geschlossenem Hook locker durch die Hook-Finger oder die Kunsthand stecken und mit der gesunden Hand führen.
2. Mit dem Fuß auf den vorderen Rand des Kehrbleches treten und mit der gesunden Hand auffegen.
3. Kehrblech mit der Prothese halten, einen Hook-Finger durch das Aufhängeloch am Griff stecken und verkanten oder den Daumen der Kunsthand in den hohlen Griff stecken und mit gesunder Hand auffegen (Abb. 78).

Fußboden wischen:
1. Aufnehmer über den Schrubber legen und ihn wie den Kehrbesen führen;
2. Aufnehmer auswringen: doppelt um den Henkel des Eimers schlingen, beide Enden

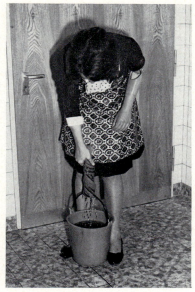

Abb. 79. Aufnehmer mit einer Hand auswringen.

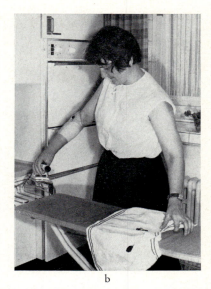

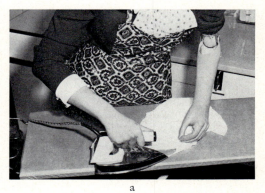

Abb. 80. Bügeln. a) mit Unterarmprothese (myoelektrische Prothese); b) mit Oberarmprothese.

mit der gesunden Hand fassen und drehen (Abb. 79);
3. „Watermop" benutzen.

Staubsaugen:
mit der gesunden Hand.

Fensterputzen:
Eine amputierte Hausfrau sollte nie ins Fenster steigen, da sie sich beim Putzen nicht mit der Prothese festhalten kann, eventuell Schwamm und Wasserzieher (Scheibenwischer) mit langem Stiel benutzen. Um Fensterrahmen zu putzen, einen Schwamm oder dicken Lappen um das Ende eines Stieles wickeln.

Wäsche waschen:
1. Handwäsche mit der gesunden Hand waschen, tropfnaß aufhängen oder, wenn das Material es erlaubt, um den Wasserkran hängen und wie den Aufnehmer auswringen.
2. Für die große Wäsche vollautomatische Waschmaschine benutzen.

Wäsche aufhängen:
Ist mit einer Hand gut möglich. Zur Erleichterung Klammern in der Klammerschürze griffbereit haben. Um das viele Bücken zu vermeiden (besonders wichtig bei Prothesen mit großen Schulterschalen), Wäschekorb auf einen Stuhl stellen. Eine „Wäschespinne" zum Aufhängen erspart unnötige Wege.

Bügeln:
Unterarmamputierte können das Bügeleisen gut mit der Prothese halten, doch ist wegen der Hitzeempfindlichkeit Vorsicht bei Kosmetiküberzügen geboten. Oberarmamputierte müssen mit der gesunden Hand bügeln und mit der Prothese das Wäschestück fixieren (erfordert sehr viel Übung) (Abb. 80a u. b).

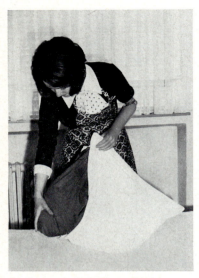

Abb. 81. Beim Bettenbeziehen.

Wäsche zusammenlegen:
Prothese als Halte- und Hilfshand einsetzen.

Bett machen:
Um das tägliche Straffziehen der Bettücher zu umgehen, „Patent-Bettücher" (15) benutzen. Die Kissen mit Prothese und gesunder Hand aufschütteln.

Bett beziehen:
1. Beim Aufziehen des Lakens hält die Prothese die Matratze hoch, die gesunde Hand schlägt das Laken um.
2. Beim Beziehen des Kopfkissens (Abb. 81) oder des Oberbettes wird das Inlett mit der gesunden Hand in die Ecken des Bezuges gesteckt und die Ecke mit der Prothese festgehalten. Der Bezug kann dann mit der gesunden Hand herübergezogen werden.

Handarbeiten

Viele Frauen machen auch heute noch gern Handarbeiten, teilweise sind das sogar notwendige Beschäftigungen für sie. Es stärkt das Selbstvertrauen der Prothesenträgerin erheblich, wenn sie weiß, daß sie mit ihrer Prothese nähen, sticken, stricken, häkeln usw. kann.

Nähen mit der Hand. Die Nadel wird in einen festen Stoff oder ein Nadelkissen gesteckt oder mit der Prothese gehalten und der Faden mit der gesunden Hand eingefädelt.

Beim Annähen eines Knopfes hält die Prothese den Stoff und den Knopf, während mit der gesunden Hand genäht wird. Kugelknöpfe sind schwieriger anzunähen als flache Knöpfe. Zur Erleichterung kann das Kleidungsstück im Stickrahmen (15) (am Tisch festgeschraubt) befestigt werden. In diesem Fall hält die Prothese den Knopf und die gesunde Hand näht; das ist besonders notwendig bei Mantelknöpfen, die mit Steg angenäht werden.

Zum Ausradeln des Schnittmusters wird dieses mit Stecknadeln auf Papier und einer weichen Unterlage (Wolldecke) festgesteckt, mit der Prothese gehalten und mit der gesunden Hand ausgeradelt. Unterarmamputierte können das Kopierrädchen auch mit der Prothese führen, während die gesunde Hand das Muster hält. Beim Zuschneiden des Stoffes benutzen Rechtsamputierte, die mit einer normalen Schere nicht zurechtkommen, die Linkshänderschere (15).

Soll der Stoff geheftet (gereiht) werden, fixiert der Prothesenunterarm den Stoff auf dem Tisch, die gesunde Hand heftet.

Nähen mit der Nähmaschine. Das Einfädeln des Garnes ist mit einer Hand möglich, kann durch geschickte Prothesenbedienung jedoch noch schneller und besser ausgeführt werden. Beim Nähen wird der Stoff mit der gesunden Hand und der Prothese gehalten und geführt.

Häkeln. Die Häkelnadel wird am besten in der Prothese gehalten (Abb. 82). Die linksamputierte Patientin muß sich also umstellen und den Faden mit der rechten Hand führen. Außerdem besteht die Möglichkeit, die Häkelnadel in der gesunden Hand zu halten und den Faden über eine Schraubzwinge laufen zu lassen.

Stricken. Für Rechtsamputierte erfordert das Stricken keine große Umstellung, sondern lediglich etwas Übung, da die Nadel in der Prothese nur starr gehalten werden kann und die gesunde Hand die erforderlichen Bewegungen mitübernehmen muß (Abb. 83). Linksamputierte müssen sich die „englische Art" zu stricken aneignen, bei der sie den Faden über die rechte Hand laufen lassen.

Sticken. Mit am Tisch befestigtem oder von der Prothese gehaltenem Stickrahmen gut möglich (15).

Knüpfen. Der einfache Knüpfknoten ist gut mit einer Hand sowie auch beidhändig mit der Prothese und der gesunden Hand auszuführen.

Das Knüpfen nach der Smyrnatechnik ist nur möglich, wenn die Smyrnaknüpfnadel ein Prothesenansatzstück hat und im Handgelenk der Prothese wie das Greifgerät fixiert werden kann (Abb. 84). Der Teppich wird am besten auf einer Leiste festgenagelt und am Tisch befestigt.

Weben. Die Webvorbereitungen können einseitig amputierte Prothesenträger zum großen Teil selbständig ausführen. Das Einziehen der Kettfäden in den Kamm ist schwierig, da das Fadenkreuz nicht mit der Hand gehalten werden kann.

Zur Hilfe wird eine Schraubzwinge umgekehrt an einer Tischkante angebracht, das Fadenkreuz zwischen die Schraubzwingenschenkel gelegt und aufgeschnitten. Der Webkamm wird vor der Schraubzwinge am Tisch befestigt, die Häkelnadel mit der Prothese gehalten und die Fäden vom Fadenkreuz mit der gesunden Hand angegeben.

Eine andere Möglichkeit ist es, vor und hinter dem Fadenkreuz einen langen Faden durch die Kette zu ziehen. Die beiden Fäden mit der Kette werden hinter dem fest angebrachten Kamm zwischen die Seitenteile des Webrahmens gespannt. Das Fadenkreuz beim Durchziehen der Fäden nach und nach aufschneiden. Die Häkelnadel mit der Prothese halten und die Fäden mit der gesunden Hand anreichen.

Rechtsamputierte ziehen die Kette von links nach rechts in den Kamm, Linksamputierte verfahren umgekehrt.

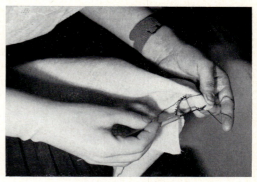

Abb. 82.   Häkeln.

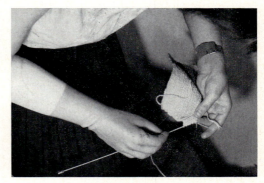

Abb. 83.   Stricken.

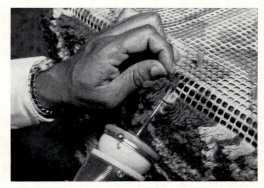

Abb. 84.   Knüpfnadel mit Ansatzzapfen im Handgelenk fixiert.

Beim Weben wird das Schiffchen abwechselnd mit der Prothese und der gesunden Hand durch das Fach geführt und der Kamm mit beiden Armen angeschlagen.

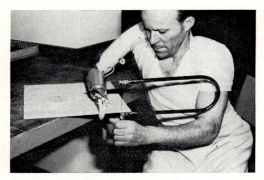

Abb. 85. Laubsägearbeit.

Werkarbeiten

Nur durch viele Möglichkeiten der Handhabung und fortwährenden neuen Ansporn lernt der Armschüler die Funktionen seines Kunstarmes richtig auszunutzen. Besonders handwerkliche Betätigung bietet ihm gute Gelegenheit, sich weiter im Gebrauch der Prothese zu schulen und sein Greifgerät für eigene Zwecke zu testen. Hierfür ist eine gute Anleitung durch die Beschäftigungstherapeutin unbedingt wichtig. Richtige Arbeitsplatzhöhe und eine den Möglichkeiten der Prothese entsprechende Auswahl der Techniken müssen berücksichtigt werden.

Zur Herstellung eines *Peddigrohrtabletts* gehören viele unterschiedliche Arbeitsgänge und die Handhabung verschiedener Werkzeuge. Deshalb ist es günstig, diese Arbeit als Pflichtaufgabe in das Armschulungsprogramm aufzunehmen. Nachfolgend werden verschiedene Möglichkeiten bei dieser Arbeit und anderen Techniken beschrieben.

Aussägen. Der gesunde Arm übernimmt das Sägen, die Prothese fixiert die Sperrholzplatte (Abb. 85). Reicht das nicht, kann zusätzlich eine Schraubzwinge benutzt werden. Dabei hält die Prothese die Schraubzwinge, damit sie sich beim Anschrauben (mit der gesunden Hand) nicht verdrehen kann.

Soll die Sperrholzplatte in die Hobelbank eingespannt werden, wird das Werkstück mit der Prothese gehalten.

Hobeln. Es ist Aufgabe der gesunden Hand, den Hobel zu führen. Die Prothese übernimmt den Gegenhalt. Unterarmamputierte können wegen des erhaltenen Schulter- und Ellenbogengelenkes den prothetisch versorgten Arm mitbewegen.

Oberarmamputierte müssen, wenn sie die Prothese dafür benutzen, den Hobel mit dem ganzen Oberkörper führen; größere Flächen zu hobeln ist nicht möglich.

Raspeln/Feilen. Die gesunde Hand führt das Werkzeug, die Prothese hält zusätzlich zur besseren Kraftverteilung die Werkzeugspitze. Zum Schutz der Hook-Fingerüberzüge wird die Spitze der Feile mit Tesaband umwickelt oder in ein Schaumgummistück gesteckt.

Bohren. Es stehen verschiedene Bohrmaschinen zur Verfügung, deren Handhabung der Amputierte selbst ausprobieren muß, um die beste Lösung zu finden. Zum Auswechseln des Bohrers kann der Patient die Handbohrmaschine zwischen den Knien halten oder zwischen Stumpf und Körper klemmen (bevorzugt bei Unterarm- und Offenendversorgungen) oder so in den Hook einspannen, daß die Handkurbel mit dem Hook festgehalten wird (Abb. 86a u. b). Das Bohren mit der elektrischen Handbohrmaschine ist wesentlich einfacher. Die gesunde Hand führt, die Prothese unterstützt durch Gegenhalt, das Werkstück ist festgespannt. Einfach ist das Bohren mit einer elektrischen Bohrmaschine im Bohrständer. Rechtsamputierte halten und führen das Brett mit der gesunden Hand und bedienen den Bohrmaschinenhebel mit der Prothese. Linksamputierte halten das Brett mit der Prothese, da sie mit der gesunden Hand den rechts angebrachten Maschinenhebel bedienen müssen. Drücken sie das Brett mit der Prothese gegen den Körper, so haben sie eine bessere Führungsmöglichkeit. Auch kann die Bohrmaschine eingeschaltet und das Brett mit der gesunden Hand und der Prothese gegen den Bohrer gedrückt werden.

Glätten der Ränder. Hierzu wird das Brett mit der Prothese gegen den Körper gestemmt,

Beschäftigungstherapie 75

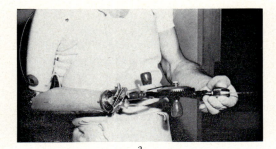
a

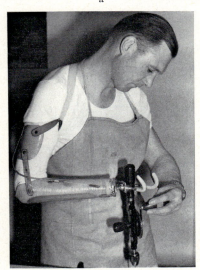
b

Abb. 86. Arbeit mit der Handbohrmaschine. a) Beim Einspannen des Bohrers hält der Hook die Kurbel fest; b) im Prisma des Hooks wird der Griff festgehalten.

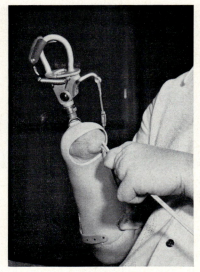
Abb. 87. Ablängen der Staken.

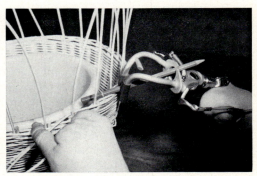
Abb. 88. Andrücken des Flechtfadens.

die gesunde Hand schmirgelt. Zum kräftigen Schmirgeln spannt man das Brett in den Schraubstock oder zwischen die Bankhaken der Hobelbank.

Aufkleben der D-c-fix-Folie. Das Schutzpapier wird an einer Seite abgelöst und die Folie exakt auf die Brettkante geklebt. Der Hook zieht dann das Schutzpapier weiter ab, während die gesunde Hand gleichzeitig die Folie faltenlos auf das Brett streicht.

Zuschneiden der Staken. Der Patient hält das Peddigrohr mit Musterstake im Hook und schneidet mit dem Seitenschneider in der gesunden Hand.

Patienten mit Offenendversorgung benutzen das Stumpfende, um die Staken abzulängen (Abb. 87).

Ein am Tisch befestigter Holzklotz erfüllt den gleichen Zweck. Bringt man in entsprechender Entfernung noch einen Seitenschneider (mit Schraubzwinge) fest an, so kann auch ein Ohnhänder mit einem Prothesenarm die Staken einzeln schneiden.

Staken einsetzen. Die Prothese hält das Brett, die gesunde Hand setzt die Staken ein.

Flechten. Um den Flechtfaden fest herunterdrücken zu können, muß die Prothese eingesetzt werden. Steckt man hierzu einen Blei-

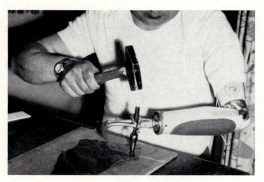

Abb. 89. Lederstanzen.

stift in die Prothese, können die Staken nicht so leicht umknicken (Abb. 88). Beim Randflechten, besonders bei komplizierten Mustern, Zuschlag- wie auch Zopfrand, ist die Prothese als Haltehand unentbehrlich.

Ankörnen. Die gesunde Hand drückt den Pfriem in das Holz, die Prothese fixiert eventuell den Holzklotz. Bei Metall muß der Körner im Hook, und zwar am Hook-Hals (mit doppelter Federspannung), eingeklemmt werden, ebenso beim Löcherstanzen in Leder (Abb. 89). Mit dem Hammer in der gesunden Hand wird auf den Körner geschlagen.

Nägeleinschlagen. Lange Nägel werden mit dem Hook gehalten, dabei ist es günstig, den Hook so zu stellen, daß die Fingerspitzen nach oben zeigen.

Kleine Nägel setzt man zum Einschlagen in leicht vorgebohrte Löcher, wenn man nicht einen Magnethammer benutzt.

Bei der Einhändermethode wird der Hammerkopf quer mit Zeige- und Mittelfinger sowie Daumen umfaßt. Den Nagel halten Daumen und Mittelfinger so, daß der Nagelkopf am Hammer anliegt, um ihn kräftig in das Holz zu drücken. Ist die Stellung des Nagels so vorbereitet, wird er mit dem Hammer eingeschlagen.

Schrauben eindrehen. Mit dem Handbohrer wird ein Loch vorgebohrt und die Schraube eingesetzt. Dann wird der Schraubenzieher, wie das Locheisen bei Lederarbeiten (aber nicht mit fester Federspannung) im Hook eingespannt und die Schraube eingedreht.

Holzschalen ausheben. Der Hohlbeitel muß sehr scharf sein. Die gesunde Hand hält den Griff, die Prothese unterstützt durch Gegenhalt am Übergang vom Messer zum Griff. Das Holz mit Hammer und Hohlbeitel herauszuschlagen ist mit Eigenkraftprothesen kaum möglich, da sich der Hook bei zu großem Druck öffnet.

Weitere einfache Holzarbeiten, die der Patient mit der Prothese ausführen kann, sind Raspelarbeiten, wie z. B. Tiere und Brieföffner herstellen.

Lederarbeiten. Gerade Kanten werden mit dem Messer in der Prothese am Lineal entlang, wie bei Papparbeiten, geschnitten. Die gesunde Hand fixiert das Lineal, damit es beim Schneiden nicht verrutscht. Leder kann auch mit Handschneidemaschinen (große oder kleine Ausführung) geschnitten werden. Sogar Rundungen lassen sich mit der kleinen Maschine schneiden.

Leder lochen: Die Prothese hält das Material und die gesunde Hand die Lochzange. Beim Einschlagen von Löchern hält der Hook das Locheisen. Für Ohnhänder wird die Lochzange mit einer Schraubzwinge am Tisch befestigt und mit dem Prothesenunterarm der Zangenhebel heruntergedrückt.

Riemeln: Die Lederarbeit mit der Prothese halten und mit der gesunden Hand umriemeln. Für Ohnhänder (eventuell im Stehen arbeiten), läßt man das beschwerte Lederstück über die Tischkante ragen und fädelt den Lederstreifen in eine lange Ledernadel.

Leder punzen: Die Punzeisen lassen sich im Hook-Hals fest einspannen (doppelte Federspannung). Mit dem Hammer in der gesunden Hand werden die Muster ins Leder geschlagen.

Vorschläge für einfache Lederarbeiten: Buchhülle, einfache Brieftasche, Schlüsseletui, gepunzte Untersetzer.

Papparbeiten. Pappe, (Papier) kann mit dem Messer in der Prothese (Abb. 90), mit der Schere oder der Handschneidemaschine geschnitten werden. Bei den weiteren Arbeits-

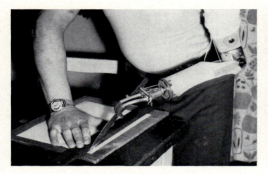
Abb. 90. Pappeschneiden.

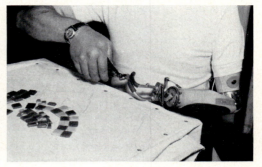
Abb. 91. Zerkleinern eines Mosaiksteines.

gängen übernimmt die Prothese nur Haltefunktionen.

Vorschläge für Papparbeiten: Fotomappe, Schreibunterlage, einfache Schreibmappe und Kästen.

Mosaikarbeiten. Zum Zerkleinern der Mosaiksteine hält man die Steine im Hook und die Zange in der gesunden Hand (Abb. 91).

Metallarbeiten. Beim Blechschneiden (Abb. 92), wie beim Treiben (Abb. 93), übernimmt der Hook die Haltefunktion (doppelte Federspannung).

Emailarbeiten. Da die Technik Präzision erfordert, werden Emailarbeiten von Einhändern nur mit der gesunden Hand ausgeführt. Mit der Prothese ist diese Arbeit nur bedingt möglich.

Wett- und Staffelspiele mit Prothesen

Als wertvolle Ergänzung zum Funktions- und Gebrauchstraining mit der Prothese bieten sich Wett- und Staffelspiele an.

Wir unterscheiden *Wettspiele,* bei denen nur einzelne Armschüler (mit gleichen Versorgungen) miteinander in Wettstreit treten, und *Staffelspiele,* bei denen es auf gutes Zusammenspiel einer Gruppe ankommt. Bei jedem Wettkampf sind Geschicklichkeit, Schnelligkeit, Konzentration und rasches Reaktionsvermögen entscheidend. Die Therapeutin beobachtet währenddessen, ob der Armschüler die einzelnen Funktionen seines Kunstarmes be-

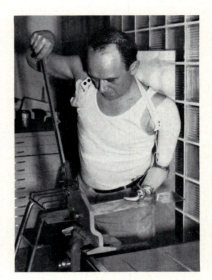
Abb. 92. Metallschneiden.

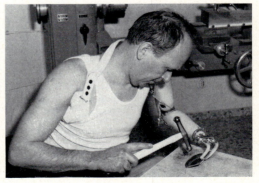
Abb. 93. Metalltreiben.

herrscht und sie geschickt und angepaßt ausführt, ohne Ausweichbewegungen des Körpers.

Für *Einzelwettspiele* können alle Geschicklichkeitsübungen, die während des Prothesentrainings schon erlernt wurden, Anwendung finden, jetzt allerdings unter dem Aspekt der Schnelligkeit.

Zum Beispiel versuchen 4 Prothesenträger ein Päckchen zu packen. Wer sein Päckchen zuerst ordentlich verschnürt abliefert, ist Sieger. Oder es muß eine Krawatte schnell und sauber gebunden werden.

Die Therapeutin kann die verschiedenen Tätigkeiten bei Wettspielen abändern. Sie muß aber darauf achten, daß nicht „gemogelt" wird. Es sollen möglichst beide Arme zur Ausführung der geforderten Tätigkeit nötig sein. Jedem Teilnehmer muß es möglich sein, die gestellten Aufgaben zu erfüllen. Viel Spaß machen die Wettspiele, bei denen alle Beteiligten sich gegenseitig beobachten können.

Auch das sogenannte „Fingerhakeln" zählt zu den Wettspielen. Hierbei wird gleichzeitig die Haftfähigkeit des Schaftes und die Stabilität der Gelenke ausprobiert. Versehrte stehen sich gegenüber und hakeln, bei gesperrtem Ellengelenk (Oberarmeigenkraftprothesen), ihre Hooks ineinander. Jeder versucht dann den anderen zu sich herüberzuziehen. Oft zeigen sich während der Wettspiele, bei denen die Prothese robuster beansprucht wird, Mängel, die bei gezieltem, vorsichtigem Gebrauch nicht auftreten.

Für *Staffelspiele* sind gleich große und ungefähr gleich leistungsstarke Mannschaften mit gleichartigen Prothesen Bedingung. Unterschiedliche Amputationshöhen spielen keine Rolle, darauf wird bei der Gruppeneinteilung geachtet.

Gerade erwachsene Amputierte nehmen mit großer Begeisterung an diesen Gruppenwettspielen teil und bemühen sich, durch spontanen und sicheren Einsatz der Prothese ihrer Mannschaft zum Sieg zu verhelfen. Jeder Armversehrte sollte jedoch, bevor er an Staffelspielen teilnimmt, die Funktionen seines Kunstarmes sicher beherrschen.

Die Therapeutin muß alle beteiligten Gruppen übersehen können und fest in der Hand haben. Sie stellt auch die einzelnen Staffeln (nicht mehr als drei) zusammen, damit eine gerechte Verteilung der Patienten gewährleistet ist. Jede Staffel sollte höchstens aus vier Teilnehmern bestehen, da sonst die Aufmerksamkeit der gerade nicht Beteiligten nachläßt.

Amputierte mit gleichen Startnummern müssen jeweils mit gleichartigen Prothesen versorgt sein.

1. *Eierlaufen:* (Man nimmt hierfür Gipseier oder kleine Bälle). Jeder Versehrte muß ein „Ei" auf einem normalen Löffel in seinem Hook halten, ohne es zu verlieren, um ein gestecktes Ziel laufen und dann den Löffel seinem Nachfolger übergeben. Bei der Übergabe darf die gesunde Hand mit eingesetzt werden.
2. *Medizinballrollen:* Ein Medizinball wird mit der Prothese auf dem Boden um verschiedene Gegenstände (Keulen, Flaschen), die in einer Reihe aufgestellt sind, herum- und zum Nachfolger zurückgerollt. Um die Aufgabe zu erschweren, kann gefordert werden, daß sich der Hook nicht öffnen darf.
3. *Wassereimer tragen:* Ein gefüllter Wassereimer muß um ein Ziel herum- und zum Nachfolger zurückgetragen werden, ohne dabei Wasser zu verschütten. Es kann auch ein gefülltes Glas sein.
4. *Hindernislaufen:* Mit der Prothese Hindernisse überwinden (Kasten, Stuhl, Hocker) oder durch sie hindurchkriechen (Schwebebank). Besonders groß ist die Freude, wenn jemand beim Durchkriechen der Schwebebank stecken bleibt.
5. *Sackhüpfen:* Der Sack, in den der Versehrte hineinschlüpft, wird beidseitig, also mit der gesunden Hand und dem Hook, gehalten. Er darf während des Hüpfens zum Ziel nicht losgelassen werden.

Bei diesen Wettspielen kommt es hauptsächlich darauf an, das manchmal ermüdende Prothesentraining durch gemeinschaftliches Üben im Wettstreit zu beleben. Es eignen sich hierfür noch viele andere allgemein bekannte Staffelspiele, die jedoch manchmal, mit Rücksicht auf die prothetische Versorgung, abgeändert werden müssen.

Prothesenschulung mit Ohnhändern und Ohnarmern

Den Amputationshöhen entsprechend (z. B. beiderseitige Unterarmamputation, Oberarm-Unterarm-Amputation, beiderseitige Oberarmamputation, beiderseitige Schulterexartikulation) sind Schulung und Erfolg unterschiedlich.

Die Prothesenfunktionen werden zunächst mit jedem Arm einzeln geübt. Sind die Bandagen beider Kunstarme miteinander gekoppelt, so muß sich der Patient sehr konzentrieren, um nicht ungewollt den anderen Arm mit in Funktion zu setzen. Erst wenn er die Bedienung beider Prothesen gut beherrscht, geht man, so weit wie möglich, zu zweihändigen Übungen bzw. Arbeiten über. Das ist allerdings nur möglich, wenn außer dem Schultergürtel mindestens ein natürliches Gelenk an einer Seite erhalten ist, also nicht bei doppelseitiger Schulterexartikulation. Bei beidseitig höheren Amputationen müssen die Kunstarme passiv (Schultergelenk und Sichelgelenk) so an Tisch oder Schrankkante voreingestellt werden, daß die Hände zusammen arbeiten können. Verschiedene Übungen sind für dieses Training geeignet.

Perlenkette aufziehen. Die Schnur muß durch eine lange, dünne Stopfnadel gezogen sein.

Knobeln. Der Becher wird in der funktionsreicheren Prothese gehalten und gedreht, während mit der anderen Prothesenhand die Würfel vom Tisch in den Becher gegeben werden.

Weben. An kleinen Webrahmen beginnen. Bei höheren Amputationen am besten im Stehen arbeiten.

Peddigrohrflechtarbeiten. Sie sind nur möglich, wenn einseitig eine Unterarmprothese vorhanden ist.

Weitere Werkarbeiten können nur teilweise oder mit Hilfsvorrichtungen ausgeführt werden, z. B. Werkzeuge, Zange, Seitenschneider, Lineal mit einer Schraubzwinge befestigen. Werkstücke mit einem Gewicht beschweren. Benutzung eines Papierschneidegerätes für Papier, Leder, Stoff.

Tätigkeiten des täglichen Lebens. An erster Stelle steht das Schreibtraining mit der Prothese. Es sollte täglich durchgeführt werden. Schreibspiele eignen sich gut für diese Übungsstunden. Es gibt vielfache Haltemöglichkeiten von Schreibstiften im Hook und in der Hand (Abb. 94a–e). Das Blatt wird am besten mit einem Briefbeschwerer auf der Unterlage oder auf einer besonderen Schreibplatte fixiert. Anfangs gibt die Therapeutin den Stift in die Hand oder den Hook, später soll der Patient ihn, nachdem er die beste Stifthaltung herausgefunden hat, nach Möglichkeit selbständig ergreifen können. Das geschieht z. B. mit Hilfe eines Ständers, aus dem er den Stift mit der Prothese herausnehmen kann, oder indem er den über die Tischkante ragenden Stift mit dem Hook in leichter Supinationsstellung greift. Ob der Patient mit der rechten oder linken Prothese schreibt, entscheidet er selbst.

Auf der Schreibmaschine schreiben kann der Patient mit dem Hook (Hook-Fingerspitzen) bzw. mit einem Schreibmaschinenhämmerchen in der Kunsthand (2, 19). Die Umschalttaste wird mit einem Fußbügel bedient. Das Einspannen des Bogens in die Maschine ist durch Übung zu erlernen. Es ist ratsam, für die Walzenbetätigung ein Drehkreuz auf das Rad aufzusetzen.

Weitere *Verrichtungen des täglichen Lebens* sollten ausprobiert und geübt werden, z. B. der Umgang mit der Geldbörse, das Anzünden von Streichhölzern (Abb. 95), das Aufheben von Gegenständen vom Fußboden, das Aufsetzen der Brille, Handgepäcktragen. Hierbei ist zu beachten, daß die Bock-System-Hand nur für ein Gewicht bis zu 10 kg geeignet ist. Beim Öffnen der Tür wird die Türklinke mit der Prothese (Hook oder Ellengelenk) heruntergedrückt. Ist das nicht möglich, benutzt der Amputierte sein Kinn. Der Schlüssel kann mit der Unterarmprothese durch mehrmaliges Nachgreifen gut gedreht werden (doppelte Fe-

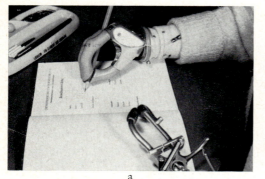
a

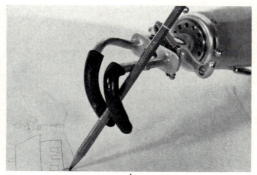
d

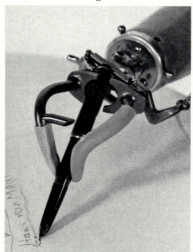
b

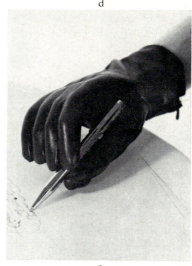
e

Abb. 94. Verschiedene Stifthaltungen. a) im Dreifingergreifer; b) im Standard-Hook 58 (1. Möglichkeit); c) im Standard-Hook 58 (2. Möglichkeit); d) im Standard-Hook 53; e) in der Schmuckhand.

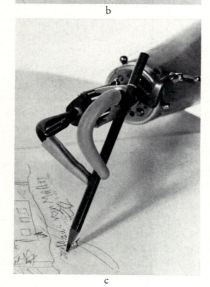
c

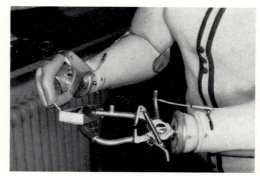

Abb. 95. Anzünden eines Streichholzes.

derspannung). Mit der System-Hand läßt sich der Schlüssel am besten drehen, wenn er zwischen Zeige- und Mittelfinger steckt. Bei pneumatischen Prothesen wird die aktive Pro- und Supination ausgenutzt. Das Fensteröffnen ist nicht immer möglich. Entscheidend ist dabei auch die Höhe der Fenstergriffe.

Oft fehlt den Patienten zum Öffnen von Flaschen, Schraubgläsern usw. eine Fixiermöglichkeit. Hierfür ist ein am Tisch angebrachter kleiner Schraubstock als praktisches Hilfsmittel gut geeignet. Der Hebel des Schraubstockes wird mit dem Knie bedient.

Essen. Das Essen mit der Prothese ist für Ohnarmer von großer Bedeutung. Mit Messer und Gabel zu essen ist für Unterarmamputierte und bei gutem einseitigem Oberarm- und anderseitigem Unterarmstumpf möglich.

Der Patient übt zunächst, feste Speisen mit dem Löffel und dann mit der Gabel zu essen (Abb. 96). Suppe zu löffeln, erfordert sehr viel mehr Geschick (Abb. 97). Bei leichter Abduktion im Schultergelenk wird durch Beugen des Armes der Löffel vom Teller zum Mund geführt. Ist der Löffelstiel um ca. 30° geschränkt, so kann der Patient den Löffel besser füllen. Sehr günstig hierfür ist ein Drehflexionsgelenk mit aktiver Zugbetätigung. Der Arm wird in Beugung gesperrt und in leichter Abduktion gehalten. Durch Supination führt der Patient dann den Löffel vom Teller zum Mund. Fleisch zu schneiden kann ausprobiert, aber nicht vom Patienten mit beiderseitig hohen Amputationen erwartet werden. Brotschneiden und -streichen kann der beidseitig Amputierte am besten auf dem Einhänderfrühstücksbrett (15). Je nach Prothesentyp ist es auch möglich, mit einer Gabel in der Prothesenhand das Brot zu fixieren. Eine Schnitte Brot kann der Ohnarmer essen, wenn er sie in kleine Stücke schneidet und mit der Gabel zum Mund führt oder die Schnitte zusammenklappt, mit dem Hook hält und davon abbeißt. Es ist günstig, wenn der Patient für sein Besteck bei Nichtgebrauch eine Stellung oder Fixationsmöglichkeit am Tisch bzw. auf dem Tisch findet, von der aus er Messer oder Gabel

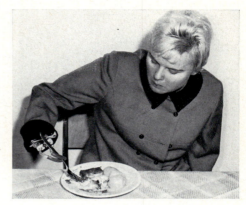

Abb. 96. Essen mit der Gabel.

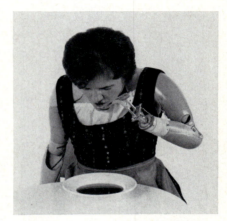

Abb. 97. Essen mit dem Löffel.

gleich in der richtigen Gebrauchsstellung greifen kann, z. B. beim Frühstücksbrett mit Saugfüßen (15) das Messer zwischen Tisch und Brett stecken.

Trinken. Der Ohnarmer trinkt am besten mit einem Strohhalm. Mit viel Übung ist es auch möglich, mit der Prothese eine Tasse zum Mund zu führen und sie beim Trinken mit Zähnen und Lippen festzuhalten (Abb. 98). Aus diesem Grund sollte der Tassenrand leicht nach außen gebogen sein. Nicht alle Tassen lassen sich mit Hook oder Hand halten. Im Gasthaus empfiehlt es sich, das Bier in einem Glas mit Stiel zu bestellen, da es gut im Hook und noch besser in der Kunsthand fixiert wer-

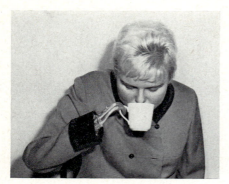

Abb. 98. Trinken aus der Tasse.

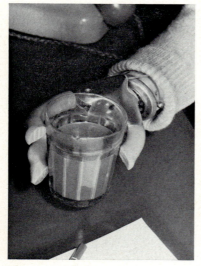

Abb. 99. Trinken aus dem Wasserglas.

den kann. Im Dreifingergreifer läßt sich auch ein Wasserglas gut halten (Abb. 99).

Arbeiten im Haushalt. Doppelt unterarmamputierte Hausfrauen können ihren Haushalt größtenteils allein führen. Bei höherer doppelseitiger Amputation beschränken sich die Betätigungsmöglichkeiten auf Teilarbeiten, wie z. B. Salat vorbereiten (zupfen und waschen). Beim Rühren von Speisen muß die Schüssel fest stehen. Dazu legt man einen feuchten Lappen darunter. Auf dem Herd soll der Topf (Stieltopf) möglichst mit Topfarretierung (15) fixiert werden. Beim Tischdecken sind die Teile einzeln unter Benutzung eines Teewagens aufzulegen.

Gebrauch von zusammengebauten und an das Stromnetz angeschlossenen *elektrischen Geräten:*

1. Küchenmaschine:
   Beim Rühren von Kuchenteig kann die Patientin einen Teil der vorbereiteten Zutaten selbst in die Schüssel geben. Eier müssen vorher aufgeschlagen sein. Zucker, Mehl und Milch eventuell mit einem Löffel in der Prothese hinzufügen.
2. Handmixgeräte:
   Die Mixschüssel auf ein feuchtes Tuch stellen, Handmixgerät mit einer Prothese halten und mit der anderen die Schaltstufen einstellen.
3. Kartoffelschälmaschine:
   Kartoffeln mit dem Hook einfüllen, eventuell mit einem Löffel wieder herausnehmen.
4. Kaffeemaschine:
   Kaffeebohnen mit einem Löffel in der Prothese einfüllen.
5. Automatischer Toaster:
   Toastbrot mit dem Hook in den Toaster stecken und herausnehmen, Schalthebel mit der Prothese herunterdrücken (Vorsicht bei Kosmetiküberzügen).
6. Spülmaschine:
   Geschirr mit der Prothese einordnen und herausnehmen.
7. Waschmaschine:
   Mit Prothese füllen und leeren.
8. Staubsauger:
   Am besten eignet sich ein Schlittenstaubsauger.

Selbsthilfe. Sie ist für den Ohnarmer ein großes Problem. Sie verlangt von ihm so viel Übung, Kraftaufwand und artistische Leistung (z. B. durch Einsetzen der Füße), daß er oft nicht in der Lage ist, das anstrengende Training mitzumachen, besonders wenn er zu Hause versorgt wird. Jüngere Patienten sind dazu eher bereit.

Es gehört zur Aufgabe der Beschäftigungstherapeutin, dieses Training mit dem Patienten durchzuführen. Jedoch würde es zu weit führen, die vielfältigen Möglichkeiten aufzuzeichnen, da die Probleme zu mannigfaltig sind. Deshalb werden lediglich einige wesentliche Gesichtspunkte erörtert.

Das Selbsthilfetraining während eines Klinikaufenthaltes hat wenig Sinn, wenn die Verhältnisse im eigenen Wohnbereich des Versehrten nicht bekannt sind. Die Beschäftigungstherapeutin sollte die Möglichkeit haben, sich an Ort und Stelle eingehend zu informieren. Anschließend kann sie gemeinsam mit dem Amputierten, eventuell auch mit seinen Angehörigen, die optimalen Lösungen suchen.

Es stehen hierzu Möglichkeiten der *Kleidungsabänderung, technische Hilfsmittel* sowie *Abänderungen häuslicher Einrichtung* zur Verfügung. Zudem spielt die Art der prothetischen Versorgung eine entscheidende Rolle.

Vielfältige Kleidungsabänderungen sind möglich und auch meistenteils notwendig. Sämtliche Knopf- oder Hakenverschlüsse sollten durch Reißverschlüsse mit Ring oder durch Velcroverschlüsse ersetzt werden. Schlaufen und Bänder an Hosenbeinen wie auch am Gurt erleichtern das Herunter- und Heraufziehen der Hosen.

Hemden sollten durch Oberschenkelschlaufen fixiert sein, damit sie beim Hochziehen der Hose nicht herausrutschen.

Als einfaches und vielseitig verwendbares Hilfsmittel zum An- und Ausziehen hat sich eine an der Wand befestigte Schaumgummiplatte bewährt. Infolge der Haftung können durch Entlangrutschen an diesem Schaumgummi Kleidungsstücke wie Hemden und Pullover über den Kopf gestreift sowie Hosen heruntergezogen werden.

Es empfiehlt sich besonders, auf der Toilette ein solches Hilfsgerät anzubringen.

Ähnliche Aufgaben erfüllen Anziehhaken und spezielle, nach Angaben des Patienten und der Beschäftigungstherapeutin angefertigte Hilfsmittel.

Auch bei der Körperpflege kommt der Patient im allgemeinen nicht ohne Hilfsmittel aus, die oft individuell angefertigt werden müssen. Es hängt von der Art der Prothese

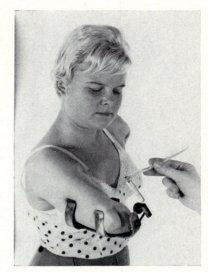

Abb. 100.   Hilfsmittel für Zahnbürste oder Kamm.

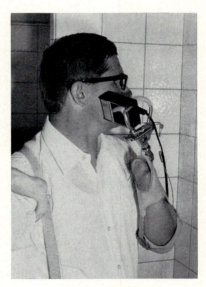

Abb. 101.   Rasieren.

ab, ob er sie bei einigen Verrichtungen einsetzen kann, wie z. B. beim Kämmen, Zähneputzen und Rasieren (Abb. 100 u. 101). Frauen, die „Make-up" lieben, können lernen, sich mit der Prothese zu schminken (Abb. 102).

In der eigenen Wohnung ist für den Ohnarmer eine Ohnhändertoilette (5, 12) für den

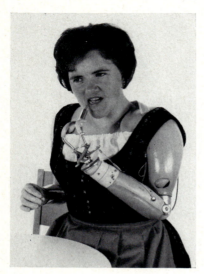

Abb. 102. Schminken.

selbständigen Toilettengang unbedingt notwendig. Er sollte sich jedoch, wenn eben möglich, auch außer Haus zu helfen wissen, um nicht auf fremde Hilfe angewiesen zu sein.

Amputierte mit Unterarm- und langen Oberarmstümpfen können sich mit dem Stumpf oder der Prothese selbst reinigen. Andere haben die Möglichkeit, doppelt oder dreifach gefaltetes Toilettenpapier über den seitlichen Beckenrand zu legen, so daß ein Ende ins Wasser reicht. Durch Hin- und Herrutschen über das Papier reinigen sie sich.

Abschließend sei noch erwähnt, daß gerade das Selbsthilfetraining den Patienten viel Überwindung kostet. Die Probleme reichen bis in die Intimsphäre, und es ist ein besonders taktvolles Vorgehen von seiten der Beschäftigungstherapeutin notwendig.

Prothesenschulung mit blinden Ohnhändern

Die Schulung blinder Ohnhänder erfordert von der Therapeutin besonders großes Einfühlungsvermögen und Aufmerksamkeit. Der Patient hat durch den Verlust seiner Hände und seines Sehvermögens die wichtigsten Hilfen zur Wahrnehmung der Umwelt verloren. Es hat oft den Anschein, daß er für den Rest seines Lebens zu völliger Abhängigkeit und Hilflosigkeit verurteilt ist. Für die Widerlegung dieser These und die weitere Lebensgestaltung des Versehrten sind einmal seine persönliche Energie und Intelligenz und zum anderen die Bereitschaft seiner Mitmenschen entscheidend.

Nach Abschluß der medizinischen Rehabilitation folgt die soziale und berufliche Eingliederung, die zu einem wesentlichen Teil durch die Orthopädietechnik erleichtert wird. Technische Hilfen, wie z. B. Eßhilfen, Anziehhilfen, Toilettenhilfen (Klosomat) sowie Prothesen, können den blinden Amputierten teilweise unabhängig machen.

Oft hört man den Einwand, daß das für den Blinden so wichtige Tastvermögen durch die Versorgung mit einer Prothese verlorengeht. Es gibt jedoch Wege, die Erhaltung der Sensibilität beim Bau der Prothese zu berücksichtigen (z. B. Offenendprothesen). Kein Zweifel besteht darüber, daß ein blinder Ohnhänder sich in der Öffentlichkeit mit Prothesen sicherer fühlt.

Sehr entscheidend für eine optimale Versorgung ist die Amputationshöhe. Bei doppelseitig Unterarmamputierten mit einer KRUKENBERG-Zange ist das am einfachsten. Schwieriger ist die Versorgung von Doppelamputierten mit einem Oberarm- und einem Unterarmstumpf, problematisch wird es bei beidseitig Oberarmamputierten.

In den meisten Fällen haben Doppelunterarmamputierte, wenn die Stümpfe nicht zu kurz sind, eine oder auch zwei KRUKENBERG-Zangen.

Verschiedene Gesichtspunkte müssen bei der Verordnung einer Prothese für blinde Ohnhänder bedacht werden.

Die Prothese soll so gebaut sein, daß der Patient sie allein an- und ausziehen kann.

Bei Versorgung eines KRUKENBERG-Stumpfes mit einer Prothese müssen Handöffnung und -schluß direkt durch die KRUKENBERG-Zange übertragen werden. Dadurch ist eine gute Dosierung der Kraft und auch begrenzt das Gefühl für die Beschaffenheit des zu ergreifenden Gegenstandes gegeben. Die Prothese muß in jedem Fall schnell abzustreifen sein, damit der Patient die Möglichkeit behält, eventuell seinen KRUKENBERG-Arm einzusetzen (Abb. 103).

Patienten mit sehr kurzen Unterarmstümpfen versorgt man allgemein einseitig mit einer aktiven Prothese, und zwar auf der dominanten oder funktionell besseren Seite. Eventuell kann man auf der Ggenseite eine schnell abzustreifende Schmuckprothese geben.

Lange Unterarmstümpfe sollen möglichst mit einer Offenendprothese versorgt werden.

Die *Prothesenschulung mit blinden Ohnhändern* erfordert die Beachtung einiger Grundregeln.

Der Patient muß durch das Abtasten mit Stümpfen und Mund und durch die Beschreibung der Therapeutin seine Prothese kennenlernen.

Die Bewegung zur Ausführung der Funktionen, sei es für eine Eigenkraft- oder eine Fremdkraftprothese, müssen vorher mit der Krankengymnastin oder Beschäftigungstherapeutin gut vorgeübt werden.

Die Öffnungsweite oder Schlußkraft der Hand oder des Hooks soll der Patient zunächst mit seinem freien Stumpf fühlen (Abb. 104).

Damit er eine Vorstellung von der Länge seiner Prothese bekommt, macht man Tastübungen auf dem Tisch mit aufgebauten Gegenständen. Aus dem gleichen Grund muß das Gehen geübt werden. Der Blinde tastet sich mit vorgehaltenem Arm vorwärts. Mit der Prothese haben sich die Längenverhältnisse geändert.

Durch Greifübungen mit Gegenständen unterschiedlicher Beschaffenheit (weich, hart), die die Therapeutin in die Prothese gibt, soll der Patient erfahren, inwieweit eine Rückmeldung (d. h. Gefühl für den Gegenstand) durch die Prothese möglich ist (Abb. 105). Selbständiges Finden und Greifen verschiedener Gegenstände auf dem Tisch folgt im Übungsprogramm. Die

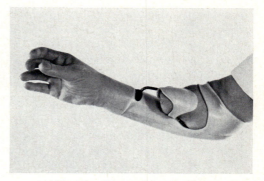

Abb. 103. KRUKENBERG-Prothese.

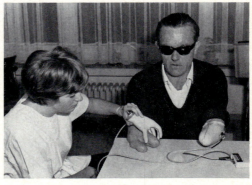

Abb. 104. Fühlübungen für Öffnungsweite und Griffkraft der Kunsthand (Myoelektrik).

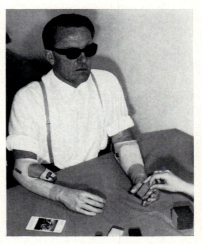

Abb. 105. Greif- und Tastübungen mit verschiedenen Gegenständen.

letzten Grundübungen sind Zielübungen. Der Patient ordnet z. B. Gegenstände in Kästen ein, über deren Lage er sich vorher durch Abtasten genau informiert. Auch mit dem Steckbrett läßt sich die Zielsicherheit üben.

Die Orientierung über die Hookstellung bei den einzelnen Tätigkeiten findet der Blinde am besten mit Hilfe des Uhrzeigersystems. Bei nach vorn gehaltenem Arm steht der Hook in 6-Uhr-Position, wenn er direkt mit der Spitze auf den Fußboden zeigt. In 12-Uhr-Position zeigt die Hookspitze an die Zimmerdecke, in der 3-Uhr-Position steht der Hook horizontal, die Spitze zeigt nach rechts. In der 9-Uhr-Position steht der Hook horizontal, und die Spitze zeigt nach links.

Besonders wichtig ist die Einprägung dieses Systems für den Blinden mit sehr kurzen Unterarm- oder Oberarmstümpfen, da die Pro- und Supination des Unterarms ausfällt.

Die Grundübungen und die passive Einstellung des Hooks sollten ein- bis zweimal am Tag intensiv geübt werden.

So bald wie möglich muß die Therapeutin dazu übergehen, die Funktionen zu üben, die der Patient im täglichen Leben mit der Prothese auszuführen hat.

Hierzu bedarf es eines individuell abgestimmten Planes, der am besten gemeinsam mit dem Patienten aufgestellt wird.

In jedem Fall unterscheidet sich die Behandlung eines blinden Ohnhänders mit KRUKENBERG-Zange von der eines Patienten ohne KRUKENBERG-Arm.

Es besteht kein Zweifel darüber, daß ein körpereigenes Greiforgan mit sensibler Oberfläche einer Prothese überlegen und besonders für den blinden Ohnhänder von großem Wert ist. In der häuslichen Atmosphäre wird er aus diesem Grund hauptsächlich seinen KRUKENBERG-Arm benutzen, er benötigt die Prothese nur in der Öffentlichkeit.

Dafür sollte er lernen, den Mantel an- und auszuziehen, den Schal umzulegen, den Hut aufzusetzen und abzunehmen, die Aktentasche zu tragen, zu öffnen und einen Gegenstand herauszunehmen, die Zigarettenschachtel aus der Mantel- oder Hosentasche zu holen, seine Unterschrift zu leisten (Stift wird in die Prothese gegeben), aus einem Glas oder einer Tasse zu trinken, mit der Prothese zu essen (ist jedoch für einen Blinden so schwer, daß er es fast immer vorzieht, auch in der Öffentlichkeit mit dem KRUKENBERG-Arm zu essen).

Blinde Amputierte ohne KRUKENBERG-Arm, die mit ihrer Prothese vertraut und auf Selbständigkeit bedacht sind, werden ihren Kunstarm zusätzlich z. B. beim Zähneputzen, Rasieren, Kämmen, Naseputzen, Telephonieren, Türöffnen, Radiobedienen, Rauchen usw. einsetzen.

Der Weg bis zu einer gewissen Unabhängigkeit mit und ohne Prothese ist für blinde Amputierte sehr beschwerlich, und oftmals verzagen sie. Hier muß die Therapeutin immer wieder helfend eingreifen und anspornen.

Ihre Aufgabe ist es auch, die Angehörigenschulung sehr intensiv durchzuführen.

Blinde Amputierte sind zwar immer auf fremde Hilfe angewiesen, sie sollten aber trotzdem zur größtmöglichen Selbständigkeit angehalten werden.

Versehrte in Öffentlichkeit und Verkehr

Vielen Prothesenträgern fällt es anfangs schwer, sich in der Gemeinschaft Gesunder frei und ungehemmt mit ihren Kunstarmen zu bewegen. Sie versuchen entweder ihre Prothese vor den neugierigen Blicken ihrer Mitmenschen zu verbergen oder tragen den Kunstarm erst gar nicht und ziehen sich immer mehr und mehr zurück. Da aber eine Isolierung zur geistigen und seelischen Verkümmerung führt, sollte schon während der Armschulung versucht werden, allen Amputierten den Schritt in das normale Leben zu erleichtern.

Wenn sich auch heute die Öffentlichkeit zunehmend für Behinderte interessiert, wäre es doch wünschenswert, sie noch mehr darüber aufzuklären, daß der Versehrte ein vollwertiger Mensch und eine zu achtende Persönlichkeit ist.

Der Armversehrte braucht kein Mitleid oder dauernde Rücksichtnahme von seiten seiner Mitmenschen. Ihm sollte Verständnis, taktvolle Hilfe und gerechte Unterstützung entgegengebracht werden.

Der Prothesenträger muß andererseits wissen, daß ungeschickte oder taktlose Bemerkungen Gesunder nicht auf Böswilligkeit beruhen, sondern auf Unkenntnis und Neugierde. Um dieses Mißverständnis zwischen Behinderten und Gesunden mehr auszugleichen, müssen beide versuchen, einander näher zu kommen. Hierbei können die Beschäftigungstherapeutin und die Krankengymnastin große Hilfe leisten.

Es hat sich daher bewährt, während der Armschulung mit Prothesenträgern in kleinen Gruppen wöchentlich ein- bis zweimal in die Öffentlichkeit zu gehen. Die Amputierten müssen dabei ihre Kunstarme tragen, ob mit Hook oder Kunsthand, bleibt ihnen selbst überlassen. Meistens bevorzugen sie aus verständlichen Gründen die Hand.

Man erleichtert vor allem den Amputierten, die zum ersten Mal prothetisch versorgt wurden, das Auftreten in der Öffentlichkeit, wenn mehrere Prothesenträger zusammen ausgehen. In der Gemeinschaft gleich Geschädigter fühlen sie sich stärker und reagieren auf neugierige Blicke oder ablehnende Haltung nicht so empfindlich. Die Therapeutinnen können zusätzlich ausgleichend wirken.

Ebenso wie die eigentliche Schulung sollen auch die gemeinschaftlichen Spazier- und Ausgänge so abwechslungsreich wie möglich sein. Für jeden Kursus stellen sich die Therapeutinnen deshalb ein festes Programm auf. Es bieten sich zahlreiche Möglichkeiten an:
Stadtbesichtigung mit einem Besuch im Café,
Zoobesuch mit anschließendem Eisessen,
Bootsfahrten auf dem kleinen Stadtsee (Paddel-, Ruder-, Segel- oder Tretboot),
Besuch eines Minigolfplatzes,
Ausflug mit öffentlichen Verkehrsmitteln in die Umgebung,
Kegelnachmittag mit anschließendem Bierabend,
Besuch von sportlichen Veranstaltungen, z. B. Handball, Fußball, Reitturnier usw.,
Jahrmarktsbesuch (wenn zur Zeit gerade am Ort),
Einkaufsbummel,
gemeinsames Abendessen in einem guten Restaurant (beim Essen muß der Kunstarm mit eingesetzt werden),
Kino- oder Theaterbesuch,
gemütliches Beisammensein mit Tanz.

Gerade die gemeinschaftliche Teilnahme an einer Tanzveranstaltung ist für jüngere Armversehrte sehr wichtig. Der Prothesenträger kann in einem ihm vertrauten Kreis ausprobieren, wie er am geschicktesten seine Partnerin führen muß. Er verliert leichter seine anfänglichen Hemmungen, wenn er merkt, daß er auch mit einem Arm noch gut die Führung übernehmen kann.

Dieser gemeinsame Tanzabend muß nicht unbedingt in einem öffentlichen Restaurant durchgeführt werden, sondern kann auch im Aufenthaltsraum der Klinik oder des Rehabilitationszentrums unter Teilnahme der Schwestern und des Pflegepersonals stattfinden.

Zweck all dieser gemeinschaftlichen Veranstaltungen ist, daß sich der Prothesenträger in ungezwungener Weise in die Gemeinschaft gesunder Menschen einordnet. Nur so wird er, trotz seines Armverlustes, wieder ein freier und zufriedener Mensch werden.

Weiterhin gehört es auch zu den Aufgaben der Beschäftigungstherapeutin, dem Amputierten hinsichtlich seiner Unabhängigkeit im Straßenverkehr beratend zur Seite zu stehen. Einseitig wie auch beidseitig Amputierte haben heute die Möglichkeit, genau wie jeder Gesunde einen Wagen zu fahren und somit unabhängig von öffentlichen Verkehrsmitteln zu werden. Die Beurteilung, welche Abänderungen, Zusatzaggregate usw. erforderlich sind, obliegt dem Technischen Überwachungsverein (TÜV). Richtlinien sind dort vorhanden (Vereinigung der Technischen Überwachungsvereine e. V., Essen). Nahezu jeder Wagentyp ist für den einzelnen mit entsprechenden Zusatzgeräten zu verändern.

Im Interesse des Patienten werden die Umbauten an einem Fahrzeug in der Regel so ausgeführt, daß es auch für einen Gesunden jederzeit ohne große Schwierigkeiten fahrbereit ist.

Behandlung des Krukenberg-Stumpfes

Krankengymnastische Behandlung

Die Versorgung mit einer aktiven Greifzange, bei der Elle und Speiche operativ zu einer Greifzange umgeformt werden und das Tastgefühl sowie die Sensibilität erhalten bleiben, spielt, besonders für Ohnhänder, eine wichtige Rolle. KRUKENBERG und später KREUZ haben sich auf diesem Gebiet große Verdienste erworben.

Vor der Operation muß die Krankengymnastin den Stumpf durch gezieltes Muskeltraining auf seine späteren Aufgaben vorbereiten. Sie richtet das Hauptaugenmerk auf die Funktion des M. brachioradialis, der später die Speiche von der Elle abhebt, um die Zange zu öffnen.

Das Training kann durch *Elektrisieren, isometrische Spannungsübungen, passives* und *aktives Üben gegen Widerstand* erreicht werden. Sobald man bei elektrischer Reizung eine sichtbare Reaktion des Muskels als Antwort erhält, sollte zur aktiven Muskelanspannung übergegangen werden. Für postoperative Behandlungen sind nach Boos folgende Forderungen ausschlaggebend:

„1. Ausschaltung der Pro- und Supinationsbewegungen bis auf das unumgängliche Maß für die Einstellung des Unterarmes in Gebrauchsstellung.
2. Überführung der dreidimensionalen Rollbewegung des Radius beim Greifakt in die zweidimensionale der reinen Ab- und Adduktion.
3. Unermüdliche Übung und Schulung des Greifarmes für den Einsatz bei allen Verrichtungen des täglichen Lebens unter Zuhilfenahme sämtlicher Behandlungsmöglichkeiten bis zur Erreichung eines flüssigen und unwillkürlichen Bewegungsablaufes, der unabhängig von der Führung durch das Auge und unabhängig von der bewußten Steuerung durch das Zentralnervensystem ist und trotzdem vollwertig funktioniert.
4. Schaffung von kleinen Hilfsmitteln, um die Funktionen zu ermöglichen, welche der KRUKENBERG-Greifarm wegen der gröberen Greif- und Bewegungsmöglichkeiten nicht zu leisten vermag."

Für die krankengymnastische Behandlung bedeutet es, daß zuerst das Öffnen und Schließen der Branchen unter Ausschaltung der Pro- und Supination geübt werden muß. Durch die bequemeren Rollbewegungen von Radius gegen Ulna würde die Zielsicherheit beim Greifen erschwert.

Die Ausnutzung der Bewegungen des Phantomgliedes ist beim Üben von großem Vorteil. Der Bewegungsablauf wird natürlicher, und der funktionelle Erfolg ist größer. Außerdem können die Rollbewegungen leichter ausgeschaltet werden, wodurch das Greiforgan in einer Ebene beweglicher wird. Beim Üben der Branchenöffnung fordert man den Patienten auf,
1. die gestreckten vier Langfinger zu spreizen;
2. den Daumen abzuspreizen;
3. eine Radialabduktion der Hand auszuführen.

Beim Schließen der Branche soll der Patient
1. die vier Langfinger zur Faust schließen;
2. den Daumen in die Faust einschlagen;
3. eine Ulnarabduktion der Hand ausführen.

Zuerst werden jeweils die drei auszuführenden Funktionen des Phantomgliedes einzeln geübt, später zusammen, aber immer unter Ausschaltung der Pronation und Supination. Anfangs wird mit leicht gebeugtem Ellenbogengelenk geübt (Mittelstellung zwischen Pro- und Supination), später in maximaler Beugung und Streckung. Die Übungen erschwert man durch Widerstand in jeder Bewegungsrichtung. Der Schluß der Zange bei gestrecktem und das Öffnen bei gebeugtem Ellenbogengelenk fallen dem Patienten am schwersten.

Nach Boos (1960) müssen die Öffnung der Branchen, was Kraft und Weite anbetrifft, durch intensives Training des M. brachioradialis und der Spitzenschluß durch Rotationsübungen bei geschlossenem Greifarm zusätzlich trainiert werden.

Auch die passive Dehnung der Branchen ist durchzuführen, damit die Abspreizfähigkeit erhalten bleibt. Erst wenn die neuen Funktionen des Unterarmes mit und ohne Widerstand als automatische Bewegungsabläufe in einer Ebene ausgeführt werden können, wird mit den Gebrauchsübungen begonnen.

Für das Training eines einseitig nach KRUKENBERG versorgten Armamputierten werden ungefähr sechs Monate benötigt, bis er die Zange automatisch als nutzbringendes Greiforgan einsetzt, bei Patienten mit doppelseitiger Greifzange dauert es ungefähr neun Monate.

Gerade bei blinden Ohnhändern hat sich die Ausnutzung des Phantomgliedes zur Durchführung der Greifbewegung als besonders nützlich erwiesen, da die Bewegungen der Branchen nicht visuell verfolgt werden können. Blinde müssen zuerst die neuen Bewegungen ihres Unterarmes mit dem anderen Stumpf kontrollieren.

Das Ziel der krankengymnastischen Behandlung soll sein, den anatomischen Bewegungsablauf, den kraftvollen Branchenschluß und die Feinheit des Branchenschlusses an den Spitzen zu erreichen.

Zusätzlich zur passiven und aktiven Bewegungstherapie sind durchblutungsfördernde Maßnahmen zu empfehlen.

Beschäftigungstherapeutische Behandlung

Die Beschäftigungstherapeutin beginnt mit den Übungen am KRUKENBERG-Greifarm, wenn der Patient die neuen Funktionen des Unterarmes mit und ohne Widerstand als automatische Bewegungsabläufe in einer Ebene ausführen kann. Somit ist er fähig, bei leichten Tätigkeiten seine Bewegungen zu kontrollieren und selbständig zu versuchen, die Ausweichbewegungen im Sinne der Pro- und Supination auszuschalten. Es ist ratsam und für den Behandlungsablauf günstig, wenn die Beschäftigungstherapeutin, bevor sie den Patienten übernimmt, von Zeit zu Zeit den krankengymnastischen Übungen beiwohnt. Sie bekommt auf diese Weise schon Kontakt mit dem Amputierten, informiert sich über die Art der Übungen und die Belastbarkeit des Patienten, um dementsprechend ihren Behandlungsplan aufzubauen. Dadurch wird dem Patienten der Übergang zur Beschäftigungstherapie erleichtert. Er hat die Gewißheit, daß Forderungen nur im Rahmen seiner Möglichkeiten gestellt werden.

Zu den Aufgaben der Beschäftigungstherapie beim KRUKENBERG-Greifarm gehört die *Abhärtung der Branchen*, die *Kräftigung des Zangenschlusses*, die *Gebrauchsübung* mit dem Ziel größtmöglicher Geschicklichkeit der Verrichtungen des täglichen Lebens und die *Erprobung kleiner spezieller Hilfsmittel*.

Die Kenntnis des anatomischen Bewegungsablaufes beim Öffnen und Schließen der Branchen ist für alle Maßnahmen wichtig.

Die Beschäftigungstherapeutin muß besonders in der Anfangszeit die einzelnen Techniken sehr sorgfältig auswählen, damit der Patient keine Bewegungen macht, die eventuell der krankengymnastischen Behandlung entgegenwirken, wie z. B. die Rollbewegung der Speiche.

Aus diesem Grunde wird in den ersten Wochen die Einzelbehandlung der Gruppenbehandlung vorgezogen.

Zu Beginn sind Übungen mit weichem Ton (angewärmt und nicht schamotthaltig) geeignet. Beim Durchkneten der weichen Tonmasse kommt der Greifarm erstmalig bewußt mit einem Material in Berührung, das gut formbar ist und Stumpfhaut und Narben abhärtet. Die vielseitige Anwendbarkeit von Ton gibt die Möglichkeit, schonend Abhärtung und Kräfti-

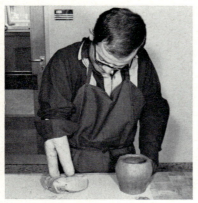

Abb. 106. Kräftigungs- und Abhärtungsübungen durch Arbeiten mit Ton.

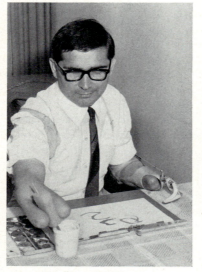

Abb. 107. Malübungen.

Viele andere Werkstoffe, wie Peddigrohr, Holz und Metall, bewirken Abhärtung und Kräftigung und fördern die Geschicklichkeit, sind aber in ihrer Beschaffenheit härter, rauher und kantiger, so daß zur Verarbeitung schon eine gute Griffkraft und ein einigermaßen abgehärteter Stumpf vorhanden sein müssen. Auswahl des Materials und zeitgerechter Einsatz sind hier von besonderer Bedeutung.

Da im allgemeinen nur Ohnhänder mit einem KRUKENBERG-Greifarm versorgt werden, ist es notwendig, die zum täglichen Leben gehörenden Verrichtungen unter Gebrauch der neuen Funktionsmöglichkeiten zu üben.

Zu den wichtigsten Funktionen gehört das Essen und Schreiben. Als Vorübung dazu eignet sich das Malen mit einem dicken Pinsel

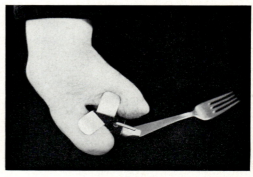

a

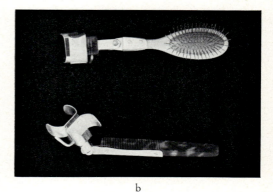

b

Abb. 108. KRUKENBERG-Halterungen. a) Gabel; b) Bürste und Kamm.

gung sowie gewisse Geschicklichkeit des KRUKENBERG-Armes zu erreichen (Abb. 106).

Als weiteres Material bieten sich Wolle und locker gedrehte Baumwolle an, die auch mit einem empfindlichen Stumpf angenehm zu verarbeiten sind.

Beim Weben muß der Patient seine KRUKENBERG-Zange in mehreren Ebenen öffnen und schließen können. Es ist besonders wichtig, auf die richtige Ausführung zu achten, das heißt auf Ausschluß der Rollbewegungen.

oder mit schaumstoffumwickelten Stiften. Der Patient gewöhnt sich daran, einen Gegenstand länger zu halten (Abb. 107).

Zum eigentlichen Schreiben und Essen werden in den meisten Fällen kleine Haltevorrichtungen benötigt, da die Greifmöglichkeiten der KRUKENBERG-Zange für normale Handhabung nicht ausreichen. Ebenso können Kamm und Bürste sowie Rasierapparate nicht ohne Abänderungen gebraucht werden (Abb. 108a u. b).

Alle diese Dinge auszuprobieren und zu üben sowie Kleidungsabänderungen (Klettenverschlüsse, Schlaufen an Reißverschlüssen usw.) vorzunehmen und Hilfsmittel zum selbständigen An- und Ausziehen zu schaffen (Knopfhilfe), sind Aufgaben der Beschäftigungstherapeutin. Alle Bemühungen haben die Erlangung völliger Selbständigkeit zum Ziel, so daß einer beruflichen und sozialen Rehabilitation, sei es durch Umschulung oder Wiedereintritt in den alten Beruf, keine technischen Schwierigkeiten mehr im Wege stehen.

Armschulung mit Kindern

Krankengymnastik

Angeborene Fehlbildungen der oberen Extremitäten

Die Zahl der Kinder mit angeborenen Gliedmaßenfehlbildungen ist in den Jahren 1960/62 sprunghaft angestiegen. Da ihre Versorgung und Schulung seit dieser Zeit im Vordergrund steht, soll auf diese Fehlbildungen besonders eingegangen werden.

Man findet bei ihnen typische Form- und Funktionsstörungen der Extremitäten, deren Ursache wahrscheinlich in einer toxischen Schädigung des Embryos zu suchen ist.

Man bezeichnet die schweren Defektbildungen als *Dysmelien*, weil ihre Erscheinungsformen und die Art der Störungen außerordentlich mannigfalt sein können. Auffallend ist, daß vorwiegend die oberen Extremitäten befallen sind, und zwar in der Mehrzahl der Fälle doppelseitig. Die schwersten Erscheinungsformen sind die *Tetramelien,* bei denen alle vier Extremitäten entwicklungsgestört sind. Meistens erstreckt sich die Fehlbildung auf alle Anteile der vorhandenen Extremität, wobei ihr Ausmaß von unterschiedlicher Größe und Gestalt sein kann. Zwischen der geringsten Form, bei der nur ein Daumen fehlt oder mißgestaltet ist, bis zur schwersten Schädigung, dem völligen Fehlen eines Armes, gibt es viele Übergänge. Außer den knöchernen Anteilen sind meist auch Muskulatur, Bänder, Sehnen, Gefäße und Nerven von der Mißbildung betroffen. Oft fehlen ganze Muskelsysteme, manchmal sind sie verkürzt angelegt oder haben unzweckmäßige Ansätze. Auch sieht man häufig schwere Luxationen an Schulter- oder Hüftgelenken, Fehlstellungen wie Klump- und Fallhände und Gelenkversteifungen, insbesondere an den Ellenbogengelenken.

Bei den Dysmelien unterscheidet man fünf verschiedene Haupterscheinungstypen.

1. *Amelie* (Abb. 109): Bei ihr handelt es sich um das völlige Fehlen eines oder beider Arme. Oft ist der Schultergürtel unterentwickelt, und die Schulter springt eckig hervor. Einige Amelien weisen kleine Weichteilbürzel oder Fingerstummel an der Schul-

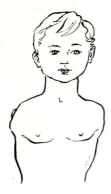

Abb. 109. Amelie.

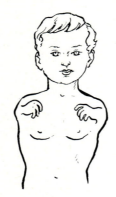

Abb. 110. Phokomelie.

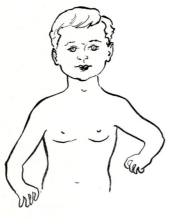

Abb. 111. Ektromelie.

ter auf. Der Übergang zur Phokomelie ist fließend.

2. *Phokomelie* (Abb. 110) heißt Robbengliedrigkeit und ist unter den Dysmelien häufig anzutreffen. Bei der typischen Form setzt die erhaltene Hand (oft Fallhand) ohne knöchernes Zwischenstück direkt an der Schulter an. Die phokomele Hand kann zusätzlich Ektro-, Syn- oder Polydaktylien aufweisen. Auch gibt es die sogenannten Stummelextremitäten, bei denen die Robbenhand mit 2, 3 oder 4 Fingern an der Schulter ansetzt.

3. Eine *Ektromelie* (Abb. 111) liegt vor, wenn die erhaltene Hand über ein kürzeres oder längeres Schaltstück mit dem oft nur unvollständigen Schultergelenk in Verbindung steht. Humerusdefekte und Radiusaplasien oder -hypoplasien sind hierbei am häufigsten. Auch findet man oft Ellenbogenstreckstelfen. Neben der Verkürzung der Arme in der Längsachse stehen die Klumpfallhände im Vordergrund. Nicht selten gehen mit ihnen zusätzliche Mißbildungen der Hände einher, und zwar besonders auf der radialen Seite. So sieht man die Aplasie des Daumens und oft auch des 2. Fingerstrahles oder die Anlage von fünf Langfingern. Vielfach sind Kontrakturen an den Fingern und mangelnde Opposition Grund für eine Verminderung der Greiffähigkeit.

Von einer *phokomelen Ektromelie* spricht man, wenn nur ein kleines Schaltstück zwischen Schulter und Hand anzutreffen ist, so daß der Arm $1/4$ so lang wie ein normaler ist. Eine Armverkürzung um die Hälfte bezeichnet man als *mittlere Ektromelie* und eine minimale Verkürzung mit Radiusdefekt als *leichte Ektromelie*. Verschiedentlich wird auch folgende Einteilung benutzt:

proximaler Typ – wenn nur ein Schaltstück zwischen Schulter und Hand vorhanden ist;
distaler Typ – beim Vorhandensein von zwei Schaltstücken;
Achsentyp – wenn zwei Schaltstücke vorhanden, aber beide erheblich unterentwickelt sind.

Krankengymnastik 93

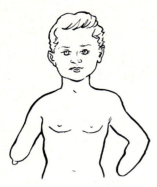

Abb. 112. Peromelie.

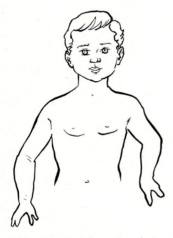

Abb. 113. Periphere Dysplasie.

4. Als *Peromelie* (Abb. 112) wird eine Armfehlbildung bezeichnet, bei der die Gliedmaße in der Längsachse verkürzt ist und der distale Extremitätenabschnitt fehlt. Sie gleicht einem Amputationsstumpf und kann in jeder Höhe des Armes vorkommen. Das Stumpfende ist verschiedenartig geformt, wie z. B. rund, abgeflacht, schräg, konisch oder spitz. Man sieht oft Wärzchen am Stumpfende, die als Fingerknospen zu deuten sind. Die Beweglichkeit im Stumpf ist meistens gut, im Ellenbogengelenk oft sogar übermäßig.

5. Unter dem Sammelbegriff *periphere Dysplasie* (Abb. 113) werden alle Über- und Unterentwicklungen, die ausschließlich die Hand betreffen, vereinigt, z. B. Spalthände, Polydaktylien, Aplasien von Daumen und Finger, Syndaktylien usw.

Vor der 1960/62 beobachteten toxischen Embryopathie war die Peromelie die häufigste angeborene Extremitätenfehlbildung. Ihr folgte die Hypo- bzw. Aplasie des Radius mit Klumphand.

Nicht alle Kinder mit Fehlbildungen der oberen Extremitäten benötigen, um ihre Selbständigkeit zu erreichen, eine Prothese. Die Hauptindikation für eine prothetische Armversorgung besteht bei Amelien, Phokomelien und Peromelien.

Bei Ektromelien mit kurzen Schaltstücken sollte erst nach einem vorangehenden Training getestet werden, ob eine Versorgung angezeigt ist. In Zweifelsfällen ist der Verzicht auf eine prothetische Versorgung zu empfehlen.

Bei peripheren Dysplasien kann den Kindern meistens durch operative Eingriffe mehr geholfen werden.

Gliedmaßenstummel oder -stücke sind sehr häufig nützlicher, als sie erscheinen. Man sollte sie nur entfernen, wenn sie die Funktion der Extremität erheblich stören oder hygienische Gründe dafür vorliegen.

Befund- und Verlaufsdokumentation

Für die krankengymnastische Behandlung eines Kindes mit Fehlbildungen oder Amputationen der oberen Extremitäten ist eine genaue Befund- und Verlaufsdokumentation notwendig. Im krankengymnastischen Untersuchungsbogen soll hauptsächlich festgehalten werden, auf welchem motorischen Entwicklungsstand sich das Kind befindet, ob es seinem Alter entsprechende Funktionen ausüben kann, welche Ersatzbewegungen ausgeführt werden und inwieweit es selbständig ist. Der Umfang der Einzelbewegungen ist weniger wichtig als die Ausführung an sich.

Krankengymnastischer Untersuchungsbefund und Behandlungsplan

I. **Allgemeines**
   1. Name des Kindes: geb.:
   2. Geschwisterzahl:
   3. Beruf des Vaters: Photo
   4. Aufnahmetag: Kind ohne Prothese
   5. Entlassungstag:
   6. Diagnose:
   7. Bisherige prothetische Versorgung:
   8. Grund der stationären Aufnahme:
   9. Sonstiges:
      (Wo lebt das Kind? Welche Schule besucht es? Steht es unter ärztlicher und therapeutischer Kontrolle? Wenn ja, wo?)
   10. Name der behandelnden Krankengymnastin:

II. **Krankengymnastischer Befund bei Behandlungsbeginn am** ....
   1. **Allgemeiner Eindruck:**
      (körperlicher Gesamteindruck/Verhalten)
   2. **Obere Extremitäten:**
      a) Re.:
      b) Li.:
      c) Schultergürtel:
   3. **Untere Extremitäten:**
      a) Re.:
      b) Li.:
      c) Beckengürtel:
   4. **Rumpf:**
   5. **Statistische und motorische Fähigkeiten:**
      a) Ohne Prothese oder Hilfsmittel:
      b) Mit Prothese oder Hilfsmittel:
   6. **Bisherige Pflege:**
      a) des Stumpfes:
      b) der Prothese:
   7. **Sonstiges:**
      a) Zusätzliche Schädigungen:
      b) Medikamentöse Verordnungen:
      c) Hilfsmittel:
      d) Fahrzeuge:
         usw.

III. **Ziel der krankengymnastischen Behandlung:**

IV. **Krankengymnastischer Behandlungsplan:**

V. **Krankengymnastischer Behandlungsverlauf:**

VI. **Epikrise:**
   1. Verhalten des Kindes während der krankengymnastischen Behandlung:
   2. Dauer der krankengymnastischen Behandlung:
   3. Behandlungsergebnis:
   4. Schwierigkeiten im Verlauf der Behandlung:
   5. Versorgung bei der Entlassung:
      (Prothese – sonstige Hilfsmittel)
   6. Sonstiges:

Ort, Datum   (Unterschrift der Krankengymnastin)

Ein Photo, das zu Beginn der Behandlung aufgenommen wird, erübrigt eine allzu ausführliche Beschreibung des Erscheinungsbildes und erleichtert bei einer späteren Wiederaufnahme den Vergleich.

Da bei Kindern und Jugendlichen die intensive Mitarbeit der Eltern und Geschwister notwendig ist, wenn das Training von bleibendem Erfolg sein soll, interessiert die Familienanamnese, insbesondere die Geschwisterzahl und der Beruf des Vaters. Die Therapeutin muß sich bei der Schulung des Kindes und später bei der Elternunterweisung auf das häusliche Milieu einstellen können.

Die Erhebung des krankengymnastischen Befundes beginnt mit dem *allgemeinen Eindruck* (II/1). Hierunter versteht man die körperliche Verfassung des Kindes, seinen Körperbau und sein Verhalten. Ist das Kind aufgeschlossen, frisch und lebendig oder macht es einen ängstlichen, eingeschüchterten und unsicheren Eindruck? Bei verschlossenen und gehemmten Kindern muß die Krankengymnastin während ihrer Behandlung durch Lob und Aufmunterung das Selbstvertrauen wecken und stärken.

Den Befund von Armen und Beinen trägt die Therapeutin unter *obere* (II/2) *und untere* (II/3) *Extremitäten* ein. Da oft exakte Gelenkfunktions- und Muskelkraftmessungen gerade bei Dysmeliekindern nicht möglich sind, sollte sie die aktiven und passiven Funktionen in Stichworten beschreiben. Bei fehlgebildeten Armen (Phokomelien und Ektromelien) ist es wichtig zu wissen, ob die Hand bis zum Mund, zum gegenüberliegenden Ohr, zum Nacken, auf den Kopf und auf den Rücken gebracht werden kann. Außerdem interessiert, ob die Kraft der erhaltenen Finger oder Fingerstummel für die Betätigung eines Ventils (bei pneumatischen Prothesen) oder zur Ausübung einer Funktion (bei Eigenkraftprothesen) ausreicht.

Viele Dysmeliekinder haben neben den Fehlbildungen an den Armen Schäden der unteren Extremitäten. Auch hierauf muß bei der Befundaufnahme eingegangen werden, da sie bei der Planung der Behandlung von großer Bedeutung sind.

Eventuelle Wirbelsäulenschäden, Skoliosen, verstärkte Kyphosen, Lordosen usw. werden unter der Beschreibung des *Rumpfes* (II/4) angegeben.

Die Untersuchung der *statischen und motorischen Fähigkeiten* (II/5) ist die wichtigste im krankengymnastischen Untersuchungsbogen. Unerläßlich hierfür ist die genaue Kenntnis der einzelnen motorischen Entwicklungsstufen des Kindes. Die Krankengymnastin muß z. B. wissen, ab wann ein Kind sich beim Umfallen im Sitzen mit den Händen abstützen kann, wann es greift, wann es differenzierte Bewegungen der Finger ausführen kann, wann es anfängt, beim An- und Ausziehen mitzuhelfen, wann es sich hinstellt, hinsetzt, läuft und vieles mehr. Nur dann wird sie beurteilen können, auf welcher Entwicklungsstufe das geschädigte Kind stehengeblieben ist, welche übersprungen wurde und wo sie mit ihrer Übungsbehandlung einsetzen muß.

Bei einem Kind, das eventuell schon orthopädische Hilfsmittel besitzt (Beinprothesen oder Orthesen) müssen die statischen und motorischen Fähigkeiten zusätzlich mit diesen Hilfsmitteln geprüft werden. So kann es z. B. möglich sein, daß ein Kind mit Beinprothesen nicht in der Lage ist, die Treppe zu bewältigen, während dies aber ohne Kunstbeine möglich ist. Auch kommt es vor, daß ein Kind mit doppelseitiger Armversorgung sich nicht traut, Stufen herunterzugehen, wenn es seine Kunstarme trägt.

Unter *zusätzliche Schädigungen* (II/7a) vermerkt man eventuelle Hör-, Sprach-, Sehstörungen oder solche der inneren Organe.

Das *Ziel der krankengymnastischen Behandlung* (III) ergibt sich aus dem Untersuchungsbefund und der ärztlichen Verordnung und kann z. B. die Förderung der aktiven und passiven Beweglichkeit im Schulter- und Ellenbogengelenk bei Bewegungseinschränkung und geminderter Muskelkraft vorsehen. Die einzelnen hierfür in Betracht kommenden Maßnahmen werden im Behandlungsplan notiert.

Den *krankengymnastischen Behandlungsplan* (IV) stellt die Krankengymnastin erst zusammen, wenn das Behandlungsteam gemeinsam alle Verordnungen durchgesprochen hat, um eine Überforderung des Kindes zu vermeiden. Es darf nicht außer acht gelassen werden, daß schon die Betätigung der Prothese, vor allem der Eigenkraftprothese, eine erhebliche Anstrengung bedeutet.

Meistens leitet sich der Behandlungsplan aus dem Ziel der krankengymnastischen Therapie ab. Soll z. B. bei einem armlosen Kind die Nacken- und Rumpfmuskulatur zur Bedienung der Prothese ausgenutzt werden, ist diese Muskulatur, so gut es geht, zu trainieren. Im Behandlungsplan sind alle diesbezüglichen Maßnahmen, die ärztlich verordnet sein müssen, einzutragen, wie z. B.

1. aktives Training der Nackenmuskulatur gegen maximalen Widerstand, tägliche Einzelbehandlung;
2. Rumpfkräftigungsübungen, dreimal wöchentlich in der Gruppe;
3. Schwimmen in der Gruppe, täglich $1/2$ Stunde.

Der *Behandlungsverlauf* (V) wird mit Angabe des Datums knapp notiert. Vor allem sind Besonderheiten zu vermerken.

Nach Abschluß der Therapie schreibt die Krankengymnastin die Epikrise.

Das *Verhalten des Kindes* (VI/1) *während der krankengymnastischen Behandlung* soll Auskunft darüber geben, ob es gern oder nur gezwungenermaßen mitgearbeitet hat, ob es aufgeschlossen und kontaktfreudig war, ob es sich z. B. beim Schwimmen ängstlich und scheu zeigte oder ob es bei anderen Sportarten (Trampolinspringen – Reiten) besonderen Mut bewies.

Unter *Dauer der krankengymnastischen Behandlung* (VI/2) wird vermerkt, wie oft das Kind an den einzelnen Maßnahmen teilgenommen hat, wie z. B.
25mal Einzeltherapie,
10mal Rollschuhlaufen,
30mal Schwimmen.

Als *Behandlungsergebnis* (VI/3) gelten alle neuerworbenen Funktionen und Fähigkeiten mit und ohne Prothese. Auch sollte vermerkt werden, welche Ziele der Behandlung erreicht wurden.

Sollten *Schwierigkeiten während der Behandlung* (VI/4) aufgetreten sein, hält man auch diese schriftlich fest. Manchen Kindern fällt es anfangs nicht leicht, sich bei Sport und Spiel in eine Gruppe einzuordnen, vor allem, wenn sie zu Hause zu viel umsorgt und verwöhnt wurden.

Unter *Versorgung bei der Entlassung* (VI/5) trägt die Krankengymnastin bei Prothesen der oberen Extremitäten nur die Art ein. Die genaue Beschreibung ergibt sich aus dem beschäftigungstherapeutischen Testbogen. Die Prothesen und Orthesen der unteren Extremitäten sind dagegen mit allen Einzelheiten von der Krankengymnastin zu beschreiben (Art der Versorgung, der Stumpfeinbettung, der Gelenke, der Kunstfüße usw.).

Können zusätzliche Besonderheiten keinem der angeführten Punkte zugeordnet werden, ist unter *Sonstiges* (VI/6) Platz. Hier sollte auch vermerkt werden, daß z. B. Photos oder Filmaufnahmen während der Schulung gemacht wurden.

Der sorgfältig ausgefüllte Plan wird immer nützlich sein, da sich das Behandlungsteam dadurch jederzeit über den Stand der Behandlung des Kindes orientieren kann. Auch nach der Entlassung können Anfragen von Ärzten und Therapeuten über Behinderung, Versorgung und Behandlung anhand der Aufzeichnungen beantwortet werden.

Krankengymnastische Behandlung

Die krankengymnastische Behandlung nach Amputationen ist unter der Therapie Erwachsener beschrieben. Sie gilt auch für Kinder.

Bei Kindern mit Gliedmaßenfehlbildungen setzt die Betreuung durch die Krankengymnastin, besonders wenn es sich um mehrfach geschädigte Kinder handelt, schon im Säuglingsalter ein. Der Zweck der frühen Behandlung ist, das Kind seiner Behinderung entsprechend so früh wie möglich zur motorischen Unabhängigkeit zu erziehen und es auf seine eventuelle prothetische Versorgung vorzubereiten. Weiterhin kann die Krankengymnastin durch den engen Kontakt, der sich dabei zur Mutter ergibt, günstig auf deren Einstellung zur Behinderung und späteren Versorgung ihres Kindes einwirken.

Schon sehr früh entdeckt man bei mehrfach geschädigten Kindern eine Abweichung oder Retardierung der normalen motorischen Entwicklung. Durch die zu kurzen Ärmchen können sie keine dem Alter entsprechenden Bewegungsformen entwickeln. Die schon im 3.–4. Lebensmonat einsetzende Säuglingsgymnastik, in Anlehnung an die Methode nach NEUMANN – NEURODE und BOBATH, hilft, die Entwicklung von Haltung und Bewegung zu fördern und die gesamte Rumpf- und Extremitätenmuskulatur zu trainieren. Ein Kind ohne Arme muß nicht nur sehr beweglich sein, sondern auch ein starkes Rumpfmuskelkorsett besitzen, um z. B. Bewegungen der Arme, die zur Erhaltung der Balance notwendig sind, mit Kopf und Rumpf auszugleichen.

Diese Säuglingsgymnastik wird täglich 5 Minuten (eventuell von der Mutter) durchgeführt und kann im Laufe der Zeit gesteigert werden.

Bei Kindern mit Phokomelien und Amelien der Arme ist schon jetzt auf große Beweglichkeit – Abduktion und Außenrotation – der Hüften zu achten. Auch das Fuß- und Zehentraining darf nicht vernachlässigt werden, da die Kinder, um selbständig zu werden, auf geschickte Füße angewiesen sind.

Bei Ektromelien, Phokomelien oder bei Kindern mit Fingerresten ist es sehr wichtig, die Kraft dieser fehlgebildeten Extremitäten zu vergrößern. Oft sind diese später für die Bedienung der Prothese von unschätzbarem Wert. Den Müttern muß gezeigt werden, wie sie den Kindern schon früh einen Anreiz zur Bewegung geben können. Sie sollen die Fingerstümmelchen nicht durch Kleidung verdecken. Spielzeug muß so im Bettchen oder Kinderwagen befestigt werden, daß es vom Kind zu erreichen ist.

Kontrakte Gelenke an Armen oder Fingern werden, soweit wie möglich, passiv bewegt, wobei man versucht, das verkürzte Gewebe durch redressierende Griffe zu dehnen. Meistens ist manuell keine große Verbesserung zu erzielen; auf jeden Fall aber läßt sich auf diese Weise eine Verschlechterung vermeiden. Eine zusätzliche Schienenbehandlung erhält das Gewebe auf der verkürzten Seite elastisch und unterstützt die krankengymnastische Behandlung.

Im Verlauf der Entwicklung der Kinder ist großer Wert auf die Balanceschulung zu legen. Doppelseitig geschädigte Kinder mit fehlenden oder kurzen Ärmchen sollten nicht nur in Stellungen wie Liegen, Sitzen, Kniestand und Stand, sondern auch in den verschiedensten Fortbewegungsarten wie Gehen, Laufen, Hüpfen, Springen geschult werden. Es bieten sich für das Balancetraining bekannte krankengymnastische Hilfsmittel aus der Spastikerbehandlung an, wie z. B. der große Wasserball, die Übungsrolle, das Schaukelbrett, der Kreisel und der „Jumpking".

Das Kind, vor allem wenn es mehrfach geschädigt ist, bedarf in wichtigen Abschnitten der motorischen Entwicklung der Hilfe und Unterstützung der Krankengymnastin. Das gilt vor allem für die Zeit, wenn es
sich aus der Rückenlage hinzusetzen versucht,
wenn es vom Sitzen zum Stand kommen möchte,
wenn es fällt und versucht, sich wieder aufzurichten,
wenn es beginnt, sich fortzubewegen,
zu laufen und
Treppen zu steigen.

Es ist erstaunlich, mit welcher Energie und Erfindungsgabe die Kinder fehlende Möglichkeiten zu kompensieren verstehen. Oft genügen geringe Hilfen oder Hinweise der Therapeutin, um ihnen z. B. das Aufstehen oder Fallen zu erleichtern. Gut trainierte Kinder gleichen meistens ihren motorischen Schaden später von selbst aus und erzielen dann altersgemäße Entwicklungsfortschritte.

Körperliches Training ohne Prothese

Kann bei einem armgeschädigten Kind auf eine krankengymnastische Einzelbehandlung verzichtet werden, sollte es auf jeden Fall am Gruppensport teilnehmen. Vorher muß es jedoch alle seinem Alter entsprechenden elementaren Grundbewegungsformen erlernt haben und dem Kleinkindalter entwachsen sein.

Gerade der Gemeinschaftssport ist für körperbehinderte Kinder von großem Wert. Er bereitet meistens viel Freude und stärkt, wenn die Sportart beherrscht wird, das Selbstvertrauen.

Einmal kommt es beim Sport in der Gruppe auf das körperliche Training an, zum anderen fördert er neben der motorischen auch die soziale Anpassung. Die Kinder müssen sich einordnen, Rücksicht aufeinander nehmen und hilfsbereit gegenüber den körperlich schwächeren sein. Außerdem werden durch gesunde Rivalität die Leistungen gesteigert und die Angst gebannt.

Alle körperbehinderten Kinder, nicht nur die armgeschädigten, sollten schon vor der Einschulung regelmäßig am Gruppensport teilnehmen. Hierbei werden die Prothesen nicht getragen, damit sich das Kind ungehemmt bewegen kann. Nach Schuleintritt sind mehrere wöchentliche Gymnastikstunden dringend erforderlich, da der Bewegungsdrang des Kindes durch das lange Sitzen zusätzlich eingeschränkt wird. Kinder mit leichten Schädigungen können am Schulsport teilnehmen, schwerer geschädigte sind in Sondergruppen zusammenzufassen. Diese Kinder müßten sonst, gehemmt durch ihre Behinderung, oft zurückstehen, manchen Tadel einstecken und würden bald die Freude an jeder sportlichen Betätigung verlieren. Bei allen Wettkämpfen würden sie von vornherein kapitulieren, ihr körperlicher Schaden käme ihnen stärker zum Bewußtsein, und nur zu leicht könnten sich Depressionen einstellen. In einer Gruppe Behinderter dagegen versuchen sie ihre Kräfte zu messen und werden durch das Vorbild eines Kindes, das vielleicht noch schwerer geschädigt ist, ermutigt.

Bei allen Gruppensportstunden sollte die Bezeichnung „Krankengymnastik" vermieden werden. Die Dysmeliekinder, die zur Zeit den größten Teil der jugendlichen Patienten ausmachen, sind zwar körperbehindert, aber nicht krank und behandlungsbedürftig. Sie brauchen zwar eine auf ihre Behinderung abgestimmte Gymnastik, sollten aber nicht das Gefühl haben, daß die Sportstunde eine „krankengymnastische Behandlung" ist.

Bei der Gymnastik mit gliedmaßengeschädigten Kindern werden die Gruppen nach der Art der Behinderung zusammengestellt:
1. Kinder mit gesunden Beinen und geschädigten Armen (ein- oder beidseitig),
2. Kinder mit Beinbehinderungen und gesunden oder nur geringfügig geschädigten Armen,
3. Kinder mit Schädigungen an allen vier Extremitäten.

Während der Gruppengymnastik wird besonderer Wert gelegt auf
1. das Training der gesamten Rumpf- und Extremitätenmuskulatur,
2. die Schulung der Balance (Abb. 114),
3. die Förderung der Beweglichkeit,
4. die Vergrößerung der Atemkapazität,
5. die Förderung der Geschicklichkeit (Abb. 115),
6. die Steigerung des Reaktionsvermögens.

Als Training hat sich *Gymnastik in der Gruppe*, aufgelockert durch *Spiele, Schwimmen, Rollschuhlaufen, Trampolinspringen* und *Reiten* bewährt.

Bei der Durchführung hat die Übungsleiterin zu beachten, daß jede Stunde so aufgebaut ist, daß sie Freude bereitet und die Kinder Spaß an Sport und Spiel bekommen. Die Gruppe darf nicht zu groß und muß gut zu übersehen sein. Damit genügend Hilfestellung gegeben werden kann, können auch die Mütter teilnehmen. Die Gruppe soll leistungsmäßig ungefähr dem gleichen Stand entsprechen und die Arten der Behinderung dürfen nicht zu

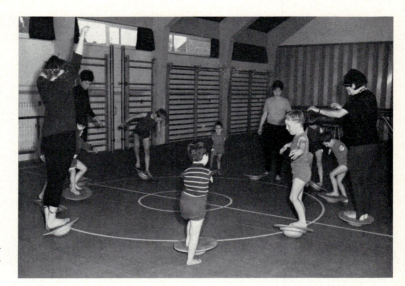

Abb. 114. Balanceschulung auf dem Sportkreisel.

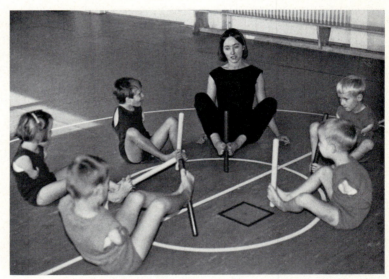

Abb. 115. Fußtraining zur Förderung der Geschicklichkeit.

unterschiedlich sein. Die Kinder müssen im Alter zueinander passen. Bei Kindern bis zu 10 Jahren können Mädchen und Jungen in einer Gruppe zusammengefaßt werden. Jede Stunde muß gut vorbereitet, der Behinderung und dem Entwicklungsstand der Gruppe angepaßt sein. Die Übungsleiterin soll bemüht sein, viel Abwechslung durch verschiedene Geräte, Übungsformen und Spiele zu bringen.

Die Geräte sind der Behinderung entsprechend auszuwählen. Der natürliche kindliche Bewegungsdrang ist auszunutzen, jedoch muß jegliche Überforderung vermieden werden, da körperbehinderte Kinder schon bei allen notwendigen Alltagsverrichtungen mehr Energie und Kraft verbrauchen. Die Beachtung aller Vorsichtsmaßnahmen ist selbstverständlich.

Bei der *Gymnastik in der Gruppe* können

viele Übungsgeräte, die aus der allgemeinen Kindergymnastik bekannt sind, Verwendung finden. Gerade bei armgeschädigten Kindern lassen sich z. B. Luftballons zum Training der Restfunktionen ausgezeichnet einsetzen. Es ist darauf zu achten, daß der Spieltrieb der Kinder ausgenutzt wird. So sollte man jede Stunde durch *Spiele* beleben. Anzuwenden sind alle Arten kindgemäßer Spiele mit und ohne Gerät, wie z. B. Lauf-, Fang-, Ball-, Wett- und Staffelspiele. Es hängt von dem Einfallsreichtum der Gymnastin ab, welche sie auswählt und wie sie einige verändert.

Das *Schwimmen* ist heute für viele armgeschädigte Kinder schon eine Selbstverständlichkeit geworden. Das Wasser regt ihre Bewegungsfreudigkeit an und erleichtert durch den Auftrieb die Funktionsmöglichkeit der geschädigten Extremitäten. Wichtigste Voraussetzung dafür, daß ein Kind schwimmen lernt, ist, daß es die Scheu vor dem nassen Element verliert und sich sicher fühlt. Genau wie beim Schwimmunterricht mit gesunden Kindern steht die Wassergewöhnung im Vordergrund (Abb. 116). Dabei sollte es körperbehinderten Kindern erlaubt sein, Schwimmhilfen zu benutzen. Es stehen hierfür aufblasbare Ringe, Armmanschetten, Halsmanschetten, Nesselschwimmkissen, Bauchmanschetten (Schwimmkerl), Schwimmgürtel und Schwimmflossen zur Verfügung.

Die Halsmanschetten werden von Kindern mit Amelien oder Phokomelien bevorzugt (Abb. 117). Sie geben ihnen in der Rückenlage ausreichende Sicherheit. Wenn keine zusätzlichen Beinschäden vorhanden sind, lernen sie oft auch ohne Hilfsmittel das Rückenschwimmen. Durch Zuhilfenahme von Schwimmflossen kommen sie schneller und leichter vorwärts.

Bei Kindern mit fehlgebildeten Armen (Ektromelien) haben sich – wenn die Armlänge es gestattet – Armmanschetten (Abb. 118) bewährt. Bei phokomelen Schädigungen hemmen diese Manschetten allerdings zu sehr die Armbewegungen.

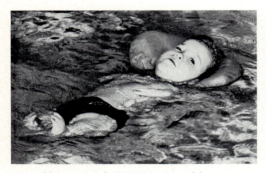

Abb. 117. Schwimmen mit Halskrause.

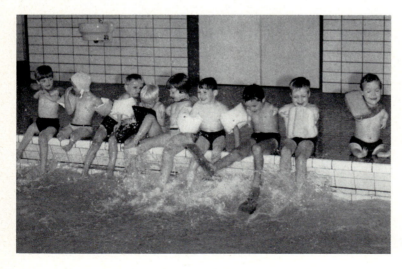

Abb. 116. Planschen vor dem Schwimmen.

Durch das Wassertraining sollen die Kinder ohne oder mit Hilfsmitteln das Schwimmen lernen. Kinder mit Amelien oder Phokomelien der Arme werden auf das Rückenschwimmen vorbereitet. Bei gleichzeitigen Beinschäden kann der Delphinstil erlernt werden. Kinder mit Ektromelien ohne Beinschäden können Brust- und Rückenschwimmen lernen.

Das *Rollschuhlaufen* eignet sich besonders gut für doppelseitig armgeschädigte Kinder mit gesunden Beinen. Es hat sich als ausgezeichnetes Training für Balance und Geschicklichkeit bewährt. Außerdem ist es eine körperliche Betätigung, die auch gesunde Kinder lieben, so daß mit ihnen auch behinderte Kinder gemeinsam auf der Straße spielen können. Um Unfälle zu vermeiden, sollten behinderte Kinder allerdings erst dann auf der Straße laufen, wenn sie sehr sicher sind. Zu Anfang kann ein Gurt, der um den Rumpf des Kindes gebunden ist und von der Übungsleiterin gehalten wird, die Unsicherheit vermindern.

Der Oberkörper muß beim Rollschuhlaufen immer ein wenig nach vorn geneigt sein, damit die Rollschuhe nicht „weglaufen". Beim Fallen sollen die Kinder versuchen, sich auf das Gesäß zu setzen und den Kopf, um einen Aufprall zu vermeiden, nach oben halten. Auch das Aufstehen muß gleich zu Beginn geübt werden. Dafür nutzen die Kinder den Halbkniestand aus (ein Bein kniet, das andere wird mit dem Rollschuh vorgesetzt). Bei zunehmender Sicherheit stellt man verschiedene Aufgaben, wie z. B.

unter einem gespannten Seil hindurchfahren (Abb. 119);
während der Fahrt in die Hocke gehen;
um die Wette laufen;
mit gespreizten Beinen über Gegenstände rollen (Abb. 120);
Slalomlaufen usw.

Die Krankengymnastin kann sich weitere Bewegungsformen oder Spiele ausdenken.

Wie beim Amputiertensport Erwachsener kann man auch das *Trampolin* gut als Übungs- und Trainingsgerät für armgeschädigte Kinder

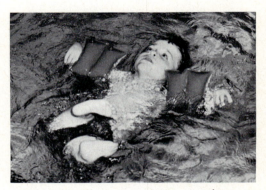

Abb. 118. Schwimmen mit Armmanschetten.

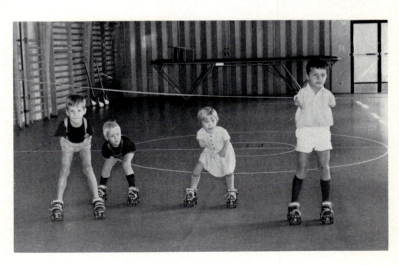

Abb. 119.
Unterfahren eines Seiles.

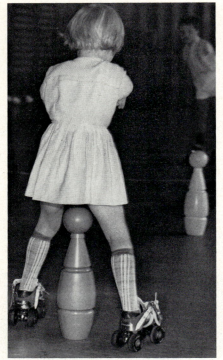

Abb. 120. Überfahren einer Keule.

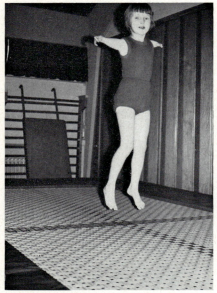

Abb. 121. Springen am Ort mit gespreizten Armen.

verwenden. Es erfreut sich großer Beliebtheit und bietet viele Möglichkeiten. Wie kaum ein anderes Übungsgerät fördert es die spontane Reaktionsfähigkeit, eine gute Haltungskoordination und die motorische Anpassung.

Es ist nicht der Sinn des Trampolinspringens, die behinderten Kinder zu Akrobaten auszubilden. Man sollte sich mit den Grundübungen begnügen. Jede Krankengymnastin muß fähig sein, die Sprünge selbst vorzumachen. Das flüssige Auf- und Niederspringen (Wippen) am Ort ist die Grundlage für alle weiteren Übungen (Abb. 121). Zum Erlernen der Springübungen ist folgendes wichtig:
die Fußstellung,
das Wippen am Ort ohne Vor- oder Rücklage,
die Körperstreckung nach dem Absprung,
das Stoppen des Springens,
das Halten des Gleichgewichtes,
die eventuell parallele Armführung,
der Rhythmus und Bewegungsfluß und
die Körperhaltung.

Bei der Grundschulung mit behinderten Kindern braucht nicht allzu großer Wert auf eine einwandfrei gute Haltung gelegt zu werden, da ihnen sonst das Erfolgserlebnis versagt bleibt. Besonders viel Spaß bringt das Synchronspringen, bei dem jedes Kind sich nicht nur auf das federnde Tuch, sondern auch auf alle Mitspringenden einstellen muß. Kleine Spiele auf dem Sprungtuch können den Übungsreiz noch erhöhen.

Kinder dürfen höchstens $1/2$ Minute lang hintereinander springen. Bei Herzfehlern ist das Springen verboten.

Das *Reiten* verlangt ein großes Maß an Einfühlungsvermögen, Körperbeherrschung, Balance und Mut. Es ist erstaunlich, wie schnell armgeschädigte oder armlose Kinder diesen Anforderungen nachkommen. Der Unterricht sollte nur von ausgebildeten Reitlehrern gegeben werden, die Therapeutin aber stets anwesend sein, damit sie bezüglich der Behinderung und Leistungsfähigkeit Auskunft geben kann. Das Pferd wird ausgebunden und an der Longe geführt. Einseitig geschädigte Kinder oder Kinder mit längeren ektromelen Armen können sich an den Voltigiergriffen festhalten. Eine Lederschlinge, die an den Haltegriffen des Voltigiergurtes befestigt ist, dient Kindern mit kurzen Armen zum Halten; Armlose sichern ihre Balance durch festen Schenkelschluß (Abb. 122). Neben den Freiübungen im Halten, Schritt und Trab wird auch Galopp geritten. Selbst Amelien können, wenn sie richtig sitzen und das Gefühl fürs Gleichgewicht haben, galoppieren. Ist die anfängliche Angst erst einmal überwunden und Zutrauen zum Pferd gewonnen, vollbringen die Kinder beachtliche Leistungen.

Weder die Leistung noch die Sportart sind ausschlaggebend, sondern die sportliche Betätigung an sich. Sie sollte allen körperbehinderten Kindern zur Gewohnheit werden, denn sie hilft ihnen, sich zu lebensbejahenden, gemeinschaftsfähigen Menschen zu entwickeln.

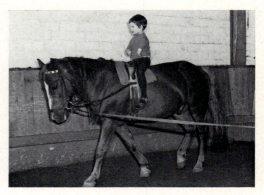

Abb. 122. Reiten an der Longe.

Körperliches Training mit Prothese

Körperliches Training mit Prothese ist vor allen Dingen bei doppelseitig versorgten Kindern angezeigt. Aber auch Kinder mit einem Kunstarm, bei denen der Schultergürtel oder der Brustkorb durch die Versorgung in seiner Bewegungsmöglichkeit eingeschränkt wird, sollten am Training teilnehmen.

Diese Kinder fühlen sich besonders bei Erstversorgungen sehr eingeengt und sind oft unbeholfen. Um die Prothese als körperzugehörig anzunehmen, müssen sie sich aber vor allem sicher bewegen können. Außerdem sollen die Kinder ihre Kunstarme nicht wie einen Tornister mit sich herumtragen, sondern lernen, sich so unauffällig und natürlich wie möglich mit ihnen zu bewegen. Um das zu erreichen, werden ihrem Alter entsprechende Bewegungsabläufe geübt. Durch Gruppenarbeit – nicht zu viele in einer Gruppe – erhöht man den Übungsreiz.

Das Übungsprogramm, das sich beliebig erweitern, verändern oder durch Hinzunahme von Geräten erschweren läßt, besteht aus folgendem:

1. Seit-, Rück- und Vorneigen des Oberkörpers im Stand;
2. Rumpfkreisen;
3. Rumpfdrehen (Oberkörper gegen Becken);
4. auf unterschiedlich hohe Gegenstände setzen und aufstehen (Stuhl, Hocker, Bank, Böckchen);
5. Hockstellung einnehmen (bevorzugte Spielhaltung bei Kleinkindern);
6. Kniestand und Halbkniestand einnehmen;
7. vom Kniestand zum Seitsitz kommen und umgekehrt;
8. vom Sitz auf dem Boden zum Stand kommen;
9. mit kleinen Schritten vorwärts-, seitwärts- und rückwärtsgehen;
10. auf Zehenspitzen oder Hacken gehen;
11. Gehen über unterschiedlichen Boden (uneben, rutschig, aufsteigend, absteigend, hart, weich);
12. in der Fortbewegung etwas hinter sich herziehen oder vor sich herschieben (Kinderspielzeug, Wägelchen);
13. rhythmisch nach Musik oder Taktangabe gehen;
14. durch enge Gassen oder um aufgebaute Gegenstände herumgehen, ohne anzustoßen (Türme aus großen Bausteinen, Keulen);
15. Gehen und Laufen mit Tasche, Korb, Netz, abwechselnd in der gesunden Hand, in der Prothese oder in beiden;

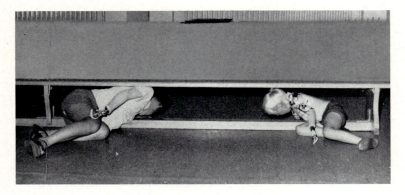

Abb. 123. Unter einer Bank durchklettern.

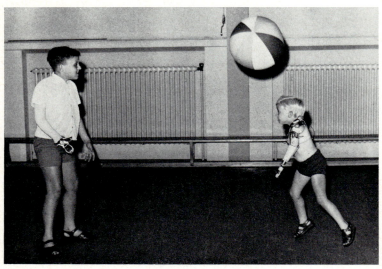

Abb. 124. Kopfball spielen.

16. mit aufgeschnallter Schultasche gehen;
17. Rennen und Stoppen;
18. auf einem Bein stehen;
19. über eine Bank langsam und schnell gehen;
20. auf dem Schaukelbrett, dem „Jumpking" oder dem Sportkreisel balancieren;
21. Treppen aufwärts und abwärts gehen, bei kleinen Kindern mit Nachsetzen des Beines; einseitig versorgte Kinder können sich am Geländer festhalten;
22. Klettern auf, durch und über verschieden hohe Gegenstände (Stuhl, Bank, kleine Leiter) (Abb. 123);
23. von geringen Höhen herunterspringen (Stufe, kleiner Hocker);
24. schnell auf den Boden setzen (Vorübung fürs Fallen). Mit Kindern kann das Fallen nur bedingt geübt werden. In unvorhergesehenen Situationen reagieren sie automatisch. Man sollte ihnen aber zeigen, daß sie sich, um einen Aufprall mit dem Kopf zu vermeiden, aufs Gesäß fallen lassen. Ist eine gesunde Hand zum Abfangen da, muß die Stützreaktion dieses Armes ausgenutzt werden.
25. Hüpfen mit geschlossenen Beinen und wechselseitig – eine Hüpfart, die Kinder gern zur Fortbewegung benutzen;
26. Hinken auf einem Bein;
27. über ein schwingendes Seil springen;

28. Ball mit einem Fuß wegstoßen;
29. Kopfballspielen (Abb. 124);
30. Ball prellen, bei einseitigen Versorgungen;
31. Ball fangen und werfen, bei einseitigen Versorgungen.

Die Kinder sollen nach beendeter Schulung gelernt haben, ihre Prothese im Haus und Garten, auf der Straße im Verkehr, in öffentlichen Verkehrsmitteln, beim Einkaufen und auf den Spielplätzen unbekümmert zu tragen.

Beschäftigungstherapie

Einführung

Zur Behandlung eines Kindes, das mit Hilfsmitteln oder Prothesen versorgt wird, ist ein gut zusammenarbeitendes Team, das sich aus Angehörigen verschiedener Berufsgruppen zusammensetzt, notwendig.

Zu dem Team gehören: Ärzte, Mechaniker, Therapeuten, Psychologen, Pflegepersonal, Lehrer und Kindergärtnerinnen. Die wichtigsten Mitarbeiter jedoch sind die Eltern. Auf ihre aktive Mitarbeit und Hilfe kann nicht verzichtet werden. Ihre Einstellung ist entscheidend, ob sich das Kind einmal, trotz seiner Behinderung, in die menschliche Gesellschaft eingliedern wird.

Bevor ein Kind mit einer Prothese versorgt wird, müssen seine Eltern mit der vorgeschlagenen Versorgung einverstanden sein. Ihre Ablehnung, auch nur indirekt, würde sich auf das Kind übertragen und ihm Schwierigkeiten bereiten. Die Eltern müssen daher schon vor der Versorgung vom Behandlungsteam darüber genau unterrichtet sein, welcher Kunstarm gerade für ihr Kind in Frage kommt und welche funktionellen Möglichkeiten er bietet.

Kinder mit Fehlbildungen oder Amputationen der oberen Extremitäten sollten so früh wie möglich – spätestens ein Jahr vor der Einschulung – mit den notwendigen Hilfsmitteln versorgt werden. Eine Versorgung schon vor Vollendung des ersten Lebensjahres wird angestrebt. Kinder mit angeborenen, einseitigen Handfehlbildungen, die sich nie zweihändig betätigen konnten, entwickeln sehr schnell eigene neuromuskuläre Bewegungsmuster und empfinden das Fehlen einer Hand nicht. Um zu verhindern, daß sich diese Ersatzbewegungen im kindlichen Gehirn manifestieren, ist eine frühzeitige Versorgung notwendig.

Wird bei einer fehlenden Hand schon im Krabbelalter eine passive Prothese gegeben, vollzieht sich die Gewöhnung an die verlängerte Extremität rascher. Die Erstversorgung im Trotzalter ist zu vermeiden, da hierdurch zusätzliche Schwierigkeiten entstehen können.

Um die Anzahl der Prothesenfunktionen und somit den Schwierigkeitsgrad der Bedienung dem Entwicklungsstand des Kindes ungefähr anzupassen, gelten nachstehende Faustregeln:

Nach Vollendung des 1. Lebensjahres gibt man die erste aktive Funktion – *Hook öffnen;*
nach Vollendung des 2. Lebensjahres die zweite aktive Funktion – *Ellengelenk beugen und strecken;*
nach Vollendung des 3. Lebensjahres die dritte aktive Funktion – *Ellengelenk sperren und entsperren.*

Kinder mit Fehlbildungen beider Arme, die nur einseitig versorgt werden, bekommen die Eigenkraft- oder Fremdkraftprothese für die funktionell schlechtere Extremität. Bei zweihändiger Betätigung führt sie die Hilfs- und Haltefunktionen aus.

Doppelseitig versorgten Kindern (eine Seite Eigenkraft-, andere Seite Fremdkraftprothese) gibt man auf der vermutlich dominanten Seite die funktionsreichere Fremdkraftprothese. Die Dominanz kann durch Fuß- und Augentests ermittelt werden.

Die Ansprüche, die ein Kind an seine Prothese stellt, ändern sich während seiner Entwicklung. Bis zum 5. Lebensjahr sind nur die Funktionen wichtig, vom Schulalter an wird auch Wert auf das Aussehen gelegt.

Viele Eltern wünschen sich schon für ihr Kleinkind eine Schmuckhand. Die Therapeutin sollte Verständnis für diesen Wunsch der Eltern zeigen, muß sie aber über die Vorteile eines Hooks (größere Funktionsmöglichkeit) und die Nachteile einer Kinderhand (schwerer zu betätigen, schnell unansehnlich werdender Kosmetikhandschuh, geringere Auswahl der Größen) aufklären. Die meisten Eltern sind einsichtig und akzeptieren dann das Greifgerät. Weist man sie noch darauf hin, daß im jugendlichen Alter zusätzlich eine Kosmetikhand gegeben wird, sind in der Regel alle Bedenken beseitigt.

Eine wichtige Voraussetzung für den Schulungserfolg bei Kindern ist der gute Kontakt zwischen der Therapeutin und dem Kind. Er sollte nach Möglichkeit frühzeitig, d. h. noch bevor dem Kind die Prothese angepaßt wird, eingeleitet werden.

Das Mindestalter für die Schulung ist 1 Jahr. Erst dann kann das Kind einfachen Aufforderungen Folge leisten. Um Kleinkindern die lange Trennung von der Mutter zu ersparen, empfiehlt sich bei ihnen die ambulante Versorgung mit Mütterschulung. Ist die stationäre Aufnahme unumgänglich, muß man diesen Kindern genügend Zeit zum Einleben lassen. Haben sie sich an ihre fremde Umgebung gewöhnt, kann die Schulung beginnen.

Der Schulungsplan, den die Beschäftigungstherapeutin aufstellt, richtet sich nach dem Alter des Kindes, seinem geistigen und motorischen Entwicklungsstand, seiner Belastungsfähigkeit und auch danach, ob es sich um eine Erst- oder Zweitversorgung handelt. Von einem Kind, das zum ersten Mal eine Prothese bekommt, kann man nicht so viel verlangen wie von einem, das schon zum zweiten oder dritten Mal versorgt wird.

Die Schulung beginnt immer mit dem Hook, auch wenn zusätzlich eine Hand verordnet ist. Das Kind erlebt so schneller, leichter und besser den Erfolg beim Greifen.

Für Kinder bis zu 3 Jahren ist eine Einzelbehandlung anzuraten. 4jährige können vom Einzel- und Gruppentraining profitieren 5- 6jährige werden meistens durch Gleichaltrige mehr angespornt. Sie müssen aber, bevor sie an der Gruppenschulung teilnehmen, die einzelnen Prothesenfunktionen beherrschen.

Die Dauer der täglichen Übungszeit ist von den unterschiedlichen Ausgangsbedingungen abhängig. Sie richtet sich nach der Art der Prothese und wird im Verlauf des Schulungsaufenthaltes verlängert, um die Ausdauer zu steigern. Die tägliche Übungsdauer z. B. mit einer Oberarm- oder Schulterexartikulationsprothese ist wesentlich geringer als bei einer Unterarmprothese. Die Leistungsfähigkeit jedes Menschen, auch die eines Kindes, schwankt und ist von vielen Umweltfaktoren abhängig. Auch darauf muß die Therapeutin Rücksicht nehmen.

Eintöniges Ausführen der einzelnen Prothesenfunktionen nach Kommando führt bei Kindern unweigerlich zur Lustlosigkeit und Ablehnung der Prothese. Ein erfolgreiches Prothesentraining ist nur im Spiel und durch lebendiges Erleben gewährleistet. Kinder lernen schneller und leichter durch Beobachtung und Nachahmung. Die Beschäftigungstherapeutin wählt daher dem Alter entsprechende Spiele und Spielzeug aus, um das Kind zur lebendigen Mitarbeit anzuregen. Anhand der nachfolgenden Zusammenstellung kann sie sich schnell informieren, *was ein Kind im allgemeinen kann und womit es in einem bestimmten Alter besonders gern spielt.*

Mit einem Jahr kann es einen Klotz auf den anderen setzen, den Klotz von einer Hand in die andere geben, in jede Hand einen Klotz nehmen, mit den Fingerspitzen etwas aufnehmen, mit dem Bleistift auf Papier kritzeln, einen Ball fallen lassen (nicht werfen), für kurze Zeit allein stehen, ein Spielzeug abgeben, noch zwei Worte, außer „Mama" und „Papa", sagen, beim Anziehen mithelfen, etwas mit der Hand essen (Keks, Brot), kauen, einen Löffel am Stiel greifen und halten.

Es spielt gern mit Steh-auf-Männchen, Spielsachen, die auseinanderzunehmen sind, Fahr- und Ziehtieren, großen Bällen, Ringpyramiden, Schraubspindeln, Einsteckspielen, Baubechern, Däumlingsfässern, großen Wäscheklammern, großen Holzlöffeln, Garnspulen, farbigen Bauklötzen, großen farbigen Perlen, Schachteln verschiedener Größen, verschließbaren Plastikflaschen.

Mit zwei Jahren kann es einen Turm aus sechs Klötzen bauen, einen Zug mit drei Wagen bauen, große Holzperlen aufziehen, einen Ball werfen (aber ungeschickt), einen Ball mit einem Fuß stoßen, sich allein auf einen kleinen Stuhl setzen, die Türklinke herunterdrücken, einen vertikalen Strich ziehen, einzelne Buchseiten umblättern, Geldstücke in einen Schlitz werfen, Dosen aufschrauben, hämmern, Reißverschlüsse allein öffnen und schließen, Socken allein an- und ausziehen (Ferse verrutscht noch), Schuhe allein ausziehen, Hände waschen und abtrocknen, aus der Tasse trinken (1 Hand), mit dem Löffel essen (ihn auch füllen).

Es spielt gern mit den gleichen Dingen, wie oben aufgezählt.

Mit drei Jahren kann es neun Klötze aufeinander setzen, eine Brücke aus drei Klötzen bauen, einen horizontalen Strich nachmalen, einen Kreis und ein Kreuz nachmalen, Seifenblasen pusten, mit einer Schere schneiden, Tätigkeiten auf einem Bild benennen, „an die Reihe kommen" und „heute" verstehen (noch nicht „gestern" und „morgen"), seinen Ruf- und Familiennamen sagen, Treppen steigen (abwechselnde Fußfolge), Dreirad fahren, Schubladen auf- und zuschieben, Wasserhähne auf- und zudrehen, einige Kinderreime aufsagen, selbständig essen, Zähne putzen, gurgeln, große Knöpfe vorn öffnen, sich allein ausziehen, Strümpfe und Schuhe selber anziehen (manchmal auf den falschen Fuß).

Es spielt gern mit dem Schaukelpferd, dem Wagen zum Hineinsetzen, dem Wagen zum Transportieren, der Rutschbahn, dem Schlitten, einfachen Eisenbahnen, Flugzeugen, Autos, dem Kaufladen oder der Puppenküche, einem Bauernhof oder Zoo (zum Aufbauen), Farbstiften (zum Kritzeln), Fingerfarben, Hammer- und Nagel-Spiel, Baukasten, Schere und Papier, dem Spielzeugtelephon, ineinanderzusteckenden Puppen (Russenpüppchen).

Mit vier Jahren kann es den Bleistift wie Erwachsene halten, eine Farbe benennen, auf einer Linie entlangschneiden, Männchen malen (fängt an), Dreiecke malen, auf einem Bein stehen, auf einem Bein hüpfen, Treppen mit abwechselnder Fußfolge hinuntergehen, weglaufen, viele Fragen stellen, schwerer und leichter unterscheiden (Gewicht), ein „Haus" über große Flächen bauen, beim Straßenverkehr aufpassen (aber sehr impulsiv), Burgen im Sand bauen, Rennfahrten machen mit Dreirad oder Handwagen, nur still sitzen beim Märchenvorlesen, eingebildete Freunde haben, die immer bei ihm sind, mit der Gabel essen, mit dem Strohhalm trinken, Brot selber streichen, Gesicht ohne Hilfe waschen, Schuhbänder einziehen (keine Schleife binden), Schuhe richtig anziehen.

Es spielt gern mit Zusammensetzspielen, einfachen Legespielen, Farbdomino, Malbüchern mit klaren Formen, Bausteinen, Puppen oder anderen Kindern „Mutter und Kind", Puppen zum An- und Ausziehen, dem Puppenbett oder -wagen, Pinsel und Wasserfarben, Wachsstiften und Papier, Eimer und Schaufel, Stehtafel und Kreide, Knetmasse, Handwerkzeug (einfache Formen), dem Steckenpferd.

Mit fünf Jahren kann es alle Farben benennen, einige Druckbuchstaben schreiben, bis zehn zählen, Vierecke malen, Münzen benennen, phantastische Geschichten erzählen, nach Bedeutung von Worten fragen, Rollschuhlaufen, von Höhen herunterspringen.

Es spielt gern mit der Holzwerkbank, Muggelsteinen (Pickern), Kasperpuppen, dem Springseil, dem Matadorspiel, 10teiligen Legespielen, im Sandkasten, Nähkarten, Buchstabenspielen, Nummerspielen, kleinen Steckspielen.

Mit sechs Jahren kann es Männchen malen mit Hals, Händen und Kleidern, bis dreißig zählen, Rauten (Rhomben) aus dem Gedächtnis nachmalen, rechts und links benennen, Vor- und Nachmittag unterscheiden, mit geschlossenen Augen auf einem Bein stehen, schaukeln, klettern, Schuhbänder zur Schleife binden, mit Messer und Gabel essen.

Es spielt gern mit dem „Schwarzen Peter", dem „Mensch-ärgere-Dich-nicht", Dame, Domino, Legosteinen, Malbüchern (mit mehr Einzelheiten) und kleinen Buntstiften, der Puppenstube, Mosaiklegesteinen, Musikinstrumenten (Flöte, leichten ORFF-Instrumenten), Baufix, Lottospielen, dem Kreisel mit der Peitsche, Formen zum Ausschneiden und Kleben, dem Go-cart, dem Zweirad (kleines), dem Roller.

Diese Aufzählung soll nur Anhaltspunkte für die Behandlung geben. Überschneidungen kommen in jeder Altersstufe vor. Viele einmal erlernte Spiele werden auch später weiter ausgeführt.

Befund- und Verlaufsdokumentation

Behandlungsplan und -verlauf müssen dem geistigen und motorischen Entwicklungsstand des Kindes so weit wie möglich angepaßt sein. Jede an der Behandlung des Kindes beteiligte Therapeutin sollte wissen, daß gerade körperbehinderte Kinder weder über- noch unterfordert werden dürfen, um sich normal und ohne Komplikationen entwickeln zu können.

Um nach diesem Prinzip handeln zu können, gibt die nachfolgende Befund- und Verlaufsdokumentation der Beschäftigungstherapeutin Hinweise für ihr Vorgehen.

Beschäftigungstherapeutischer Untersuchungsbogen für Kinder bei Aufnahme und Entlassung

I. **Allgemeines**
   1. **Name:**
   2. **geb.:**
   3. **Wohnort:**
   4. **Beruf des Vaters:**
   5. **Geschwisterzahl:**
   6. **Diagnose:**   Photo   Photo
   7. **Aufnahmedatum:**   ohne Prothese   mit Prothese
   8. **Entlassungsdatum:**
   9. **Wievielter Aufenthalt:**

II. **Befund der körperlichen Untersuchung**
   1. **Allgemeinbefund der oberen Extremitäten:**
      a) Rechts:
      b) Links:
   2. **Bewegungsausmaße der Arme und Hände:**
      a) Zum Mund: rechts   links
      b) Zum Ohr (gleiche Seite):
      c) Zum Ohr (andere Seite):
      d) Hinter dem Rücken zusammen:
      e) Vor der Brust zusammen:
      f) Zu den Füßen:
   3. **Greiffunktion der Hände:**
      a) Gebrauchshand: rechts   links
      b) Bevorzugter Griff:
      c) Zangengriff:
      d) Faustgriff:
      e) Hakengriff:
      f) Spitzgriff:
   4. **Allgemeinbefund der unteren Extremitäten:**
      a) Rechts:
      b) Links:
   5. **Greiffunktion der Füße:**
      a) Gebrauchsfuß: rechts   links
      b) Spreizgriff:
      c) Krallengriff:
      d) Drehgriff:
   6. **Verordnung (Prothese, Hilfsmittel, Behandlung):**
      a)
      b)
      c)
      d)
   7. **Versorgung bei der Entlassung:**

III. **Funktionsbefund**
   1. **Ausziehen:**   Aufnahme   Entlassung
      a) Pullover:
      b) Pulli/Hemd:

                                          Aufnahme   Entlassung

   c) Lange Hose/Rock:
   d) Schlüpfer:
   e) Strümpfe:
   f) Socken (offen):
   g) Strumpfhose:
   h) Schuhe:
   i) Sandalen:
   k) Mantel:
   l) Schlafanzug:
2. **Anziehen:**
   a) Pullover:
   b) Pulli/Hemd:
   c) Lange Hose/Rock:
   d) Schlüpfer:
   e) Strümpfe:
   f) Socken (offen):
   g) Strumpfhose:
   h) Schuhe:
   i) Sandalen:
   k) Mantel:
   l) Schlafanzug:
3. **Verschlüsse:**
   a) Reißverschluß öffnen:
   b) Reißverschluß schließen:
   c) Knöpfe (2 cm ϕ) öffnen:
   d) Knöpfe (2 cm ϕ) schließen:
   e) kl. Kugelknöpfe öffnen:
   f) kl. Kugelknöpfe schließen:
   g) Knoten öffnen:
   h) Schleifen aufziehen:
   i) Schleife binden:
   k) Haken und Ösen öffnen:
   l) Haken und Ösen schließen:
   m) Schuhe schnüren:
   n) Schuhe binden:
4. **Essen mit:**
   a) Löffel:
   b) Gabel:
   c) Messer und Gabel:
   d) Kindermesser/Schieber:
5. **Trinken mit:**
   a) Tasse:
   b) Glas:
6. **Waschen:**
   a) Am Waschbecken:
   b) In der Dusche:
   c) In der Badewanne:
   d) Gesicht:
   e) Beide Ohren:
   f) Beide Beine:
   g) Bauch:
   h) Rücken:
   i) Gesäß/im Schritt:
   k) Zähneputzen:
7. **Benutzte Hilfsmittel beim Waschen:**
   a) Badewannenmatte:

b) Waschhandschuh:
   c) Waschlappen mit Schlaufen:
   d) Stielbürste:
   e) Schwamm:
   f) Seifenhalter:
8. **Toilette:**
   Reinigung (Methode):
9. **Schreiben/Malen:**
   Welche Schreibhilfe?
10. **Sonstige Hilfsmittel:**
11. **Schwierigkeiten im Verlauf der Behandlung:**

Ort, Datum   (Unterschrift der Beschäftigungstherapeutin)

Zusatzbogen A
Testbogen für Kinder mit Unterarmprothese

1. **Name:**
2. **Prothesenhersteller:**
3. **Bisherige Versorgung:**
   (mit Datum)
   a)
   b)
   c)
4. **Stumpflänge:**
   a) kurz
   b) mittellang
   c) lang
5. **Jetzige Versorgung:**
   a) Einbettung/Schaft:
   b) Bandage:
   c) Handgelenk:
   d) Handersatz:
6. **Gewicht der Prothese:**
   a) mit Hook:
   b) mit Hand:
7. **Maximale Zugbelastbarkeit (kg):**
8. **Maximale Stauchbelastbarkeit (kg):**
9. **Besonderheiten am Stumpf:**
10. **Selbständiges Anziehen der Prothese:**
    (mit oder ohne Einziehtrikot)
11. **Selbständiges Ausziehen der Prothese:**
12. **Hooköffnung in verschiedenen Positionen:**
    a) Arm herabhängend:
    b) Arm vorgestreckt:

c) Arm nach oben gestreckt:
   d) Arm gebeugt:
   e) am Mund:
   f) am Ohr der gegenüberliegenden Seite:
   g) auf dem Rücken:
   h) auf dem Fußboden:
13. **Gezieltes Greifen von Gegenständen verschiedener Formen und Größen (Formbrett):**
14. **Schreiben:**
15. **Essen:**
16. **Beidhändiges Arbeiten (Spiel):**
    a) Papier reißen:
    b) Tragen mit beiden Händen (Tablett, Teller):
    c) Perlen aufziehen:
    d) Puppengeschirr abwaschen:
    e) Papier falten:
    f) Papier schneiden:
    g) Schraubdeckeldose öffnen:
    h) mit Messer und Gabel essen:
    i) Schleife binden:
    k) Bleistift anspitzen:
    l) Nagelpflege usw.:
17. **Verhalten des Kindes während der Armschulung:**
    (Einstellung zur Prothese)
18. **Sonstiges:**

Ort, Datum   (Unterschrift der Beschäftigungstherapeutin)

Zusatzbogen B
Testbogen für Kinder mit Oberarmprothese

1. **Name:**
2. **Prothesenhersteller:**
3. **Bisherige Versorgung:**
   (mit Datum)
   a)
   b)
   c)
4. **Stumpflänge:**
   a) kurz
   b) mittellang
   c) lang
5. **Jetzige Versorgung:**
   a) Einbettung/Schaft:
   b) Bandagen (Züge):
   c) Schultergelenk/Sichelgelenk:
   d) Ellengelenk:

e) Handgelenk:
   f) Handersatz:
6. **Gewicht der Prothese:**
   a) mit Hook:
   b) mit Hand:
7. **Maximale Zugbelastbarkeit (kg):**
8. **Maximale Stauchbelastbarkeit (kg):**
9. **Besonderheiten am Stumpf:**
10. **Selbständiges Anziehen der Prothese:**
    (mit oder ohne Einziehtrikot)
11. **Selbständiges Ausziehen der Prothese:**
12. **Hook-Öffnen mit entsperrtem Ellengelenk:**
    a) Arm gebeugt:
    b) Arm gestreckt:
    c) Arm zurückgeführt:
    d) Arm gestreckt in Hockstellung:
13. **Ellengelenk beugen/strecken:**
14. **Ellengelenk sperren/entsperren:**
    a) Arm gebeugt:
    b) Arm gestreckt:
15. **Einstellen des Schultergelenkes:**
    a) Abduktion:
    b) Adduktion:
    c) Vorheben:
    d) Rückheben:
16. **Einstellen des Sichelgelenkes:**
    a) Außenrotation:
    b) Innenrotation:
17. **Einstellen des Handgelenkes:**
18. **Gezieltes Greifen von Gegenständen verschiedener Formen und Größen (Formbrett):**
19. **Schreiben:**
20. **Essen:**
21. **Beidhändiges Arbeiten (Spiel):**
    a) Papier reißen:
    b) Tragen mit beiden Händen (Tablett, Teller):
    c) Perlen aufziehen:
    d) Puppengeschirr abwaschen:
    e) Papier falten:
    f) Papier schneiden:
    g) Schraubdeckeldose öffnen:
    h) Mit Messer und Gabel essen:
    i) Schleife binden:
    k) Bleistift anspitzen:
    l) Nagelpflege:
22. **Verhalten des Kindes während der Armschulung:**
    (Einstellung zur Prothese)
23. **Sonstiges:**

Ort, Datum   (Unterschrift der Beschäftigungstherapeutin)

Zusatzbogen C
Testbogen für Kinder mit pneumatischen Prothesen

1. **Name:**
2. **Prothesenhersteller:**
3. **Bisherige Versorgung:**
   (mit Datum)
   a)
   b)
   c)
4. **Jetzige Versorgung:**
   a) Einbettung/Stola:
   b) Anbringung der CO_2-Flasche:
   c) Schultergelenk:
   d) Sichelgelenk:
   e) Ellengelenk:
   f) Handgelenk:
   g) Handersatz:
5. **Art und Lage der Ventile:**
   a) Hook-Ventil:
   b) Pro-/Supinationsventil:
   c) Ellenbeuge/Streckventil:
   d)
   e)
6. **Gewicht der Prothese mit gefüllter CO_2-Flasche:**
   a) mit Hand:
   b) mit Hook:
7. **Anziehen der Prothese:**
8. **Ausziehen der Prothese:**
9. **Koordination der aktiven Funktionen:**
10. **Einstellen des Schultergelenkes:**
    a) Abduktion:
    b) Adduktion:
    c) Vorheben:
    d) Rückheben:
11. **Einstellung des Sichelgelenkes:**
    a) Außenrotation:
    b) Innenrotation:
12. **Einstellen des Handgelenkes:**
13. **Essen mit der Prothese** (Hilfsmittel):
14. **Schreiben mit der Prothese** (Schriftproben):
    a) Schreibebene (flach/schräg):
    b) Schreibgerät:
15. **Zusammenarbeit von Prothese und natürlicher Hand:**
16. **Zusammenarbeit von Prothese und Fuß:**
17. **Verhalten des Kindes während der Armschulung:**
    (Einstellung zur Prothese)
18. **Sonstiges:**

Ort, Datum   (Unterschrift der Beschäftigungstherapeutin)

Die Beschäftigungstherapeutin verschafft sich mit Hilfe des Untersuchungsbogens einen Gesamtüberblick über die Lebensverhältnisse, die Behinderung, die prothetische Versorgung und den Grad der Selbständigkeit des Kindes.

Die *Personalien* (I/1–5) geben ihr zusammen mit den Angaben über den *Beruf* des *Vaters* und die *Geschwisterzahl* einen kleinen Eindruck über die Familiensituation.

Unter dem *Allgemeinen Befund der oberen Extremitäten* (II/1) werden die anatomischen Verhältnisse der Gliedmaßen beschrieben. Sie sind Anhaltspunkte für die nachfolgende Beurteilung der Funktionen und des *Bewegungsausmaßes* der *Arme* und *Hände* (II/2) sowie der *Greiffunktionen* der *Hände* (II/3).

Durch den *allgemeinen Befund* der *unteren Extremitäten* (II/4) informiert sich die Therapeutin über ein mögliches oder notwendiges Fußtraining. Genauere ergänzende Angaben sind im Untersuchungsbogen der Krankengymnastin zu finden.

Die *Verordnung* (II/6) *bei der Aufnahme* und die *endgültige Versorgung* (II/7) *bei der Entlassung* weichen vielfach voneinander ab, da sich nach Erprobung während des stationären Aufenthaltes oft andere Maßnahmen als notwendig erweisen. Gründe hierfür sollen mit angegeben werden.

Der *Funktionsbefund* (III) wird bei der Aufnahme und kurz vor der Entlassung erhoben, um eventuelle Fortschritte, die das Kind gemacht hat, feststellen zu können. Die Wahl verschiedener Farben für eine Stufeneinteilung ermöglicht es auf den ersten Blick, den Selbständigkeitsgrad des Kindes zu erkennen (rot = selbständig, blau = fast selbständig, grün = noch nicht selbständig).

Überwiegen z. B. die roten Kreuze in den Abschnitten *Ausziehen* (III/1) oder *Anziehen* (III/2), bedeutet dies, daß sich das Kind ohne mündlichen Ansporn und in einer angemessenen Zeitspanne allein aus- und anziehen kann. Es darf natürlich die dazu notwendigen Hilfsmittel benutzen.

Benötigt das Kind nur noch etwas Übung beim An- und Auskleiden oder wird es in seiner Selbständigkeit durch unpraktische Verschlüsse oder zu enge Hals- und Ärmelausschnitte behindert, wird ein blaues Kreuz eingetragen. Ist das Kind noch überwiegend auf Hilfe angewiesen und wird es auch in absehbarer Zeit nicht selbständig werden, vermerkt man das mit grüner Farbe.

Unter *Essen* (III/4) und *Trinken* (III/5) werden die Fähigkeiten des Kindes, mit einem normalen Besteck zu essen, verzeichnet. Spezialbestecke (z. B. Ringlöffel usw.) werden unter *sonstige Hilfsmittel* genauer beschrieben.

Selbständigkeit beim *Waschen* (III/6) (auch Baden und Duschen) schließt unabhängiges Einsteigen in die Badewanne ein. Auch hierbei sind oft Hilfsmittel notwendig.

Die Möglichkeit und Methode der *Reinigung auf der Toilette* (III/8) sollte genau beschrieben werden.

Benutzt das Kind eine Schreibhilfe oder besondere Stifte beim *Schreiben* und *Malen* (III/9), wird dies kurz beschrieben. Eine mit Datum versehene Schriftprobe heftet man dem Bogen an.

Für prothetisch versorgte Kinder stehen zusätzlich Testbögen zur Verfügung. Sie sind für einseitige Versorgungen gedacht. Bei doppelseitiger Versorgung wird ein zweiter Bogen hinzugefügt.

Anhand dieser Bögen, zusammen mit dem Befund der Krankengymnastin, entsteht ein umfassendes Bild über die Verhältnisse des Kindes. Es bietet Anhaltspunkte für die Schulung, gleichzeitig aber auch die Möglichkeit, wenn notwendig Außenstehende schnell über das Kind zu informieren.

Schulung mit Eigenkraftprothesen

Zu allen wesentlichen, allgemein geltenden Punkten ist schon in der Einführung Stellung genommen, so daß hier nur noch auf spezielle Einzelheiten und Möglichkeiten der Schulung hingewiesen wird.

Trotzdem kann wegen der vielfältigen Behinderungen und Versorgungen nur ein Schulungsaufbau dargestellt werden, der für jede Art von Eigenkraftprothesen als Leitfaden dienen und Anleitung zur Schulung sein soll.

Funktionen, Geschicklichkeit, Selbsthilfe, Handfertigkeiten im täglichen Leben sowie Einsatz der Prothese beim Essen und Trinken werden wie bei Erwachsenen, allerdings in kindgemäßer Form (Spielzeug), geübt.

Mit Phantasie und Einfühlungsvermögen in das kindliche Leben läßt sich auch hier der Grundgedanke verwirklichen, daß ein Kind seine Umwelt im Spiel erobert und lernt, alle Möglichkeiten zu nutzen, die ihm geboten werden.

Damit es (besonders das Kleinkind) seinen Kunstarm kennenlernt, gibt die Therapeutin ihm zunächst nur etwas zum *Halten* (Papierfahnen, Ziehwagen, Körbchen). Verursacht das Spielzeug gleichzeitig ein Geräusch, wird das Kind dazu angeregt, den Arm willkürlich zu bewegen. Ebenso bekommt es ein Gefühl für die Länge seiner Prothese, wenn es einen Turm aus Bauklötzen damit umwerfen kann.

Wichtigste aktive Funktion ist das *Greifen*. Um das Erlernen soweit wie möglich zu erleichtern, wird die Schließkraft des Hooks zunächst gering gehalten (schmaler Hook-Gummi). So benötigt das Kind zum Öffnen nur wenig Kraft und erlebt schneller den Erfolg.

Anfangs soll die Therapeutin die erforderlichen körpereigenen Bewegungen, die für die einzelnen Funktionen notwendig sind, mit ihren Händen führen.

Das *Beugen* und *Strecken* ist gut in ein Spiel einzubauen, das *Sperren* und *Entsperren* hingegen nicht. Die Therapeutin muß dem Kind klarmachen, daß es diese Funktion zum Tragen und Halten von Gegenständen benötigt, und sie systematisch mit ihm üben.

Ist das Kind in der Ausübung der *aktiven* und *passiven Funktionen* einigermaßen geschickt und hat es gelernt, seine Prothese selbständig *an-* und *auszuziehen*, ist die Schulung auf das *bilaterale Spiel* zu konzentrieren.

Das Kind beginnt mit einfachen Handhabungen, wie z. B.

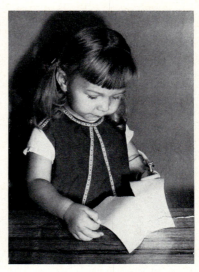

Abb. 125. Papier zerreißen.

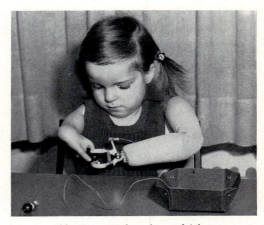

Abb. 126. Holzperlen aufziehen.

1. Gegenstände in einen Korb oder Eimer legen (Prothese ist Haltehand);
2. Papier zerreißen (Abb. 125);
3. Papier falten;
4. Holzperlen aufziehen (Abb. 126);
5. Bonbon auswickeln (Abb. 127);
6. Muttern auf Schraubspindel drehen, usw.

Nach diesem gezielten Funktionstraining beginnt die weitere Vorbereitung auf die notwendigen Tätigkeiten für das tägliche Leben des Kindes.

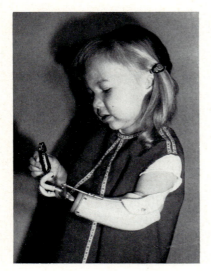

Abb. 127. Bonbon auswickeln.

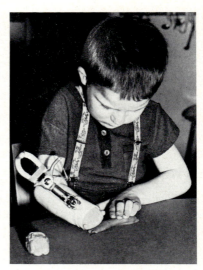

Abb. 129. Kneten mit freiem Stumpfende, Hook zurückgeklappt.

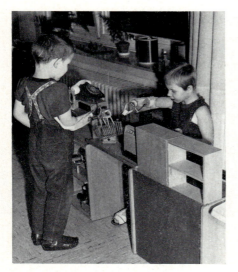

Abb. 128. Spiel mit Kaufladen.

Spiel im Haus und im Kindergarten:

1. Bauen mit Baufix, Legosteinen und Steckbausteinen;
2. Spielen mit Spielkarten, z. B. „Schwarzer Peter", Quartett usw. (Karten in der Prothese halten);
3. Bildkarten aussticken (Prothese hält die Karten);
4. Formen und Figuren ausschneiden (Prothese hält das Papier);
5. Kaufladen spielen (Abb. 128);
6. mit Puppen spielen, z. B. Füttern, An- und Ausziehen, Kämmen, Puppenwagen schieben, Puppengeschirr abwaschen und abtrocknen;
7. mit „Schwing's Hämmerchen" spielen. Das Kind steckt mit der gesunden Hand die Nägel in die Korkplatte, hält die Plättchen mit der Prothese fest und hämmert mit der gesunden Hand;
8. Musizieren mit ORFF-Instrumenten (Zimbel, Triangel, Tamburin und Xylophon;)
9. Kneten (Ausnutzung der Offenendprothese) (Abb. 129);
10. Seifenblasen machen (Prothese hält die Dose);
11. Klebearbeiten ausführen (mit Pinsel in der Prothese Klebstoff auf das Papier streichen);
12. Papierflechtarbeiten machen (Nadel mit der Prothese halten);
13. mit der Strickliesel stricken (Strickliesel in der Prothese halten);
14. Häkeln (Abb. 82).

Im Haushalt der Mutter:

1. Tischdecken;
2. Geschirr abtrocknen und wegräumen;
3. Kuchenteig rühren;
4. Apfelsinen und Bananen schälen und kleinschneiden;
5. Schraubgläser öffnen;
6. Flaschen öffnen;
7. Fußboden mit Kinderbesen fegen.

In der Schule:

1. Schreiben – nur doppelseitig versorgte Kinder schreiben mit der Prothese (Abb. 130). Einseitig versorgte schreiben mit der gesunden Hand, auch wenn sie ursprünglich nicht dominant war. Das muß allerdings sehr intensiv geübt werden.
2. Linien mit dem Lineal ziehen. Es empfiehlt sich ein schweres Lineal (2, 15, 19), eventuell mit Griff, das mit der Prothese gehalten wird;
3. Papier auf vorgezeichneter Linie zerschneiden (Abb. 131);
4. Bleistift anspitzen;
5. Radieren;
6. Füllfederhalterpatronen auswechseln;
7. Bücher und Hefte in den Tornister packen (mit der Prothese offen halten);
8. Tornister umbinden.

Auf dem Spielplatz:

Das behinderte Kind muß sich mit seiner Prothese auch draußen unter seinen gesunden Spielgefährten natürlich und ungezwungen bewegen können. Es sollte während der Schulung die Möglichkeit haben, auf einem Spielplatz mit Sandkasten, Kletter- und Spielgeräten herumzutollen und dabei seine Fähigkeiten erproben.

Einseitig unterarmversorgte Kinder haben keine Schwierigkeiten. Sie setzen beim Klettern und Schaukeln ihren Kunstarm geschickt mit ein, wobei sie sich mit der gesunden Hand und dem Hook festhalten (Abb. 132).

Einseitig oberarmversorgte Kinder sollten nach gutem körperlichen und prothetischen Training so weit gekommen sein, daß sie sich

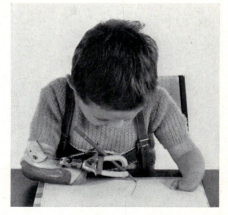

Abb. 130. Schreiben mit dem Hook, das Stumpfende hat Kontakt mit dem Papier.

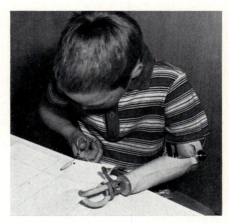

Abb. 131. Der Hook hält das Papier.

durch ihren Kunstarm nicht behindert fühlen. Sogar Kinder mit doppelseitiger Phokomelie und einseitiger Prothesenversorgung können schaukeln (Abb. 133), rutschen, klettern und Kinderkettenkarussell fahren. Zwar benutzen sie ihren Kunstarm dabei nicht, sondern halten sich mit der nicht versorgten phokomelen Hand fest. Wichtig ist dabei die richtige Einstellung der passiven Gelenke. Sie sollten so eingestellt sein, daß sich das Kind möglichst nicht verletzen kann.

Außer der Benutzung von Spielplatzgeräten, wie z. B. Schaukel, Wippe, Rundlauf,

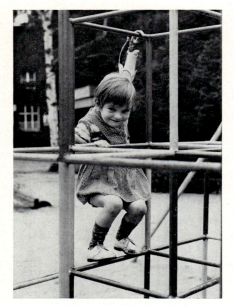
Abb. 132. Einsatz des Hooks beim Klettern.

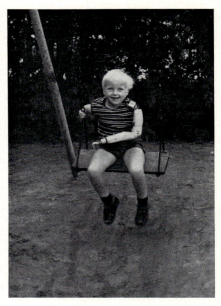
Abb. 133. Die phokomele Hand hält beim Schaukeln fest.

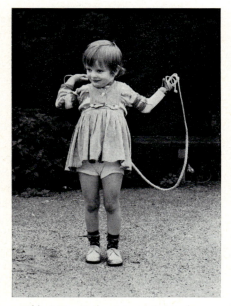
Abb. 134. Seilspringen mit Prothese.

Rutschbahn und Kletterbaum, sollte das Kind seinem Alter entsprechend auch das Fahren mit Roller, Rad, Schlitten, Go-cart und Spezialfahrzeugen lernen, ebenso wie Seilspringen (Abb. 134), Spielen mit dem Ball und im Sandkasten (Prothese beim Kuchenbacken und Burgbauen mitbenutzen). Ob das Kind beim Lenken der Fahrzeuge die Prothese einsetzt, muß ausprobiert werden und richtet sich danach, wie es sich am sichersten fühlt. Niemals darf ein Kind mit Prothese zur Benutzung von Spielplatzgeräten und Kinderfahrzeugen gezwungen werden.

Das prothetisch versorgte Kleinkind darf nicht ohne Aufsicht eines Erwachsenen auf öffentlichen Spielplätzen sein. Kinder überschätzen sich oft und verkennen die Gefahr.

Nach Abschluß der Schulung soll das Kind in der Lage sein, seinen Kunstarm ohne Hilfe richtig zu gebrauchen. Um das zu erreichen, müssen Versorgung und Schulung individuell auf die Bedürfnisse jedes Kindes genau abgestimmt sein.

Schulung mit pneumatischen Prothesen

Das mit einer pneumatischen Prothese versorgte Kind lernt nur langsam und kontinuierlich, die komplizierten Funktionen seiner Prothese auszuführen. Deshalb beginnt die Schulung mit der Rohbauprothese schon, wenn das erste Ventil (in der Regel das Hookventil) angebracht ist. Ist das aus organisatorischen Gründen nicht möglich und kommt das Kind mit einer fertigen Prothese zur Schulung, kann man Funktionen, die noch nicht geübt werden sollen, vorübergehend ausschalten. Die Schläuche, die zu dem noch nicht benötigten Ventil führen, werden abgeklemmt.

Zunächst zeigt man dem Kind, wie es durch Druck oder Zug am Ventil seinen Hook öffnen kann. Wenn möglich, darf es vor dem Anziehen der Prothese die Funktion durch Bedienung mit den Füßen ausprobieren.

Bei angezogener Prothese hilft die Therapeutin der erforderlichen Körperbewegung durch manuelle Führung nach, bis das Kind den Vorgang begriffen hat und ihn selbständig ausführen kann.

Besonders die ersten Übungen sollten enden, bevor das Kind von sich aus danach verlangt, die Prothese auszuziehen. Die körperliche und geistige Belastung ist so groß, daß es bei anfänglicher Überforderung zu schnell mit Ablehnung reagiert.

Die jeweils günstigste passive Einstellung der Gelenke übernimmt zunächst die Therapeutin. Das Kind erfährt dabei schon, daß zuerst alle Bewegungsmöglichkeiten der Prothese (aktive und passive) ausgenutzt werden müssen, bevor es das begrenzte Bewegungsausmaß seines Kunstarmes durch Rumpfneigung verfeinern und erweitern darf.

Beim Üben der ersten Funktion, dem *Greifen,* werden der Hook, das Ellenngelenk und das Schultergelenk in die günstigste Stellung gebracht. Für die einfachen Greifübungen eignen sich Spiele, die keine große Präzision erfordern, wie z. B.
Bauklötze, Tiere, Perlen usw. in Kasten, Spielauto oder Zug laden;

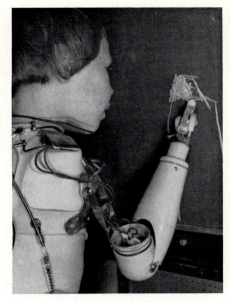

Abb. 135. Malen an der Tafel.

kleine und große Stecker vom Steckbrett in eine Dose werfen;
einfache flächige Figuren aus kleinen Bausteinen zusammensetzen;
Ergreifen von verschiedenen Figuren aus unterschiedlichem Material usw.

Durch die ständig sich wiederholende Bewegung beim Druck oder Zug auf das Ventil ermüdet das Kind anfangs sehr schnell. Damit die Prothese aber nicht nach kurzer Zeit wieder ausgezogen werden muß, kann man Tätigkeiten einschalten, bei denen der Hook nur zum Halten dient, z. B. Malen mit Pinsel, Buntstiften oder Kreide. Hierdurch lernt das Kind gleichzeitig die begrenzte Reichweite seiner Prothese kennen (Abb. 135).

Weiter kann die Geschicklichkeit durch gezieltes Greifen geübt werden, wie z. B.
Einordnen von Steckern in Steckbretter;
Bauen mit Holzfiguren (Bauernhof aufbauen mit Tier- und Baumgruppen);
Fangen schwimmender Schaumgummifische;
Würfel- und Setzspiele – Mensch-ärgere-Dich-

nicht, Farbtürmchenspiel, Fang-den-Hut, Mühle, Dame, Halma usw.; Dominospiele.

Bevor die zweite aktive Funktion eingebaut oder freigegeben wird, im allgemeinen die *Pronation/Supination*, muß sich das Kind schon an das Tragen der Prothese gewöhnt haben und das Greifen möglichst mühelos beherrschen. Auf jede weitere hinzukommende Bewegung und ihre Kombination mit der schon vorhandenen Funktion muß sich das Kind sehr konzentrieren und braucht deshalb Pausen.

Die anfängliche Konzentration des Kindes ist daher vom Steuerungsorgan immer mehr auf das vorliegende Spiel zu lenken. Dadurch werden die Bewegungen zur Betätigung der Prothese dem Kind im Laufe der Zeit unbewußter.

Zur Übung der gezielten *Pronation* und *Supination* bieten sich verschiedene Tätigkeiten an. Malen macht Kindern fast immer Freude, besonders kleinen, wenn sie nach Herzenslust schmieren dürfen. Diese Vorliebe läßt sich für die Gewöhnung an die Pronation und Supination ohne gezielte Dosierung ausnutzen. Man gibt dem Kind einen dicken Pinsel in den Hook und läßt es durch Drehbewegungen des Hooks eine größere Fläche anmalen (Abb. 136a u. b).

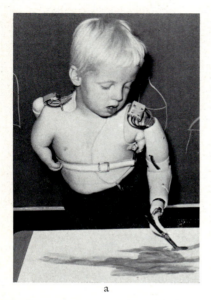

a

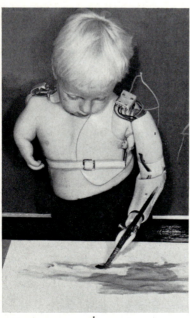

b

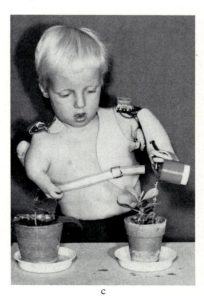

c

Abb. 136. Üben der Drehbewegungen. a) Pronation; b) Supination; c) Pronation.

Ein für das Kind eindrucksvolles Spiel ist das Ausschütten von Wasser oder Sand aus kleinen Gefäßen. Der Hook hält den Rand des Gefäßes an einer Seite zwischen beiden Fingern (Abb. 136c). Damit das Wasser oder der Sand nicht über den Hook und dabei eventuell über das Gelenk geschüttet werden, bestimmt jeweils der Finger, der auf der Innenseite des Gefäßrandes liegt, die Richtung, in der gedreht wird.

Die Übung kann man erschweren, wenn man dem Kind erlaubt, mit einem Becher, nicht mit einer Gießkanne, Blumen zu gießen.

Sandschaufeln mit einem Löffel oder einer kleinen Schaufel erfordert genaues Pronieren und Supinieren. Damit der Löffel fester zwischen den Hook-Fingern haftet, kann um den Stiel Schaumgummi gewickelt werden. Das Sandschaufeln läßt sich gut üben, wenn man die Kinder auffordert, kleine Förmchen zu füllen und „Kuchen zu backen". Auch kann als Vorübung zum Essen eine Puppe gefüttert werden.

Größere Kinder (ab 5–6 Jahren) spielen gern Memory. Dieses Spiel bietet sich besonders zum Üben der Pronation und Supination an. Alle Karten liegen verdeckt auf dem Tisch. Das Kind zieht sich mit der Hook-Spitze eine an die Tischkante, bis sie halb darüber hinausragt, dreht den Hook um 90 Grad, greift die Karte, dreht den Hook zurück und kann dann das Bild anschauen. Ähnlich lassen sich Lottospiele anwenden.

Auch das Pustefix ist zum Üben der Pronation und Supination gut geeignet.

Beherrscht das Kind die Pronation und Supination zusammen mit dem Öffnen und Schließen des Hooks, kann die dritte aktive Funktion, das *Beugen* und *Strecken* im Ellengelenk, freigegeben werden. Sie läßt sich als Einzelbewegung beim Malen an einer Wand (mit dickem Pinsel) oder besser noch mit dem Magnetangelspiel üben. Der Hook hält die Angel. Beim Eintauchen in den „Teich" wird der Arm gestreckt, beim Hochziehen des Fisches gebeugt.

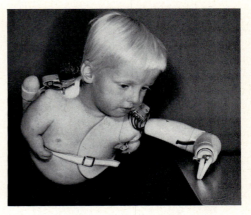

Abb. 137. Passive Einstellung der Schulterabduktion.

Meistens wird die Beugung und Streckung nur kombiniert mit dem Greifen und Drehen gebraucht und ist für ein natürliches Bewegungsbild bei einzelnen Tätigkeiten wichtig. Sie muß intensiv geübt werden, da ein Kind nicht unbedingt den funktionellen Wert dieser Bewegung erkennt und oft schneller und bequemer durch Ausgleichbewegungen des Rumpfes zum Ziel gelangt. Einfache Übungen, deren Schwerpunkt auf der Beugung und Streckung des Ellengelenkes liegt, sind
das Spiel mit dem Tonleitertreppchen,
mit der Kugelbahn oder das
Bauen in verschiedenen Höhen, wobei die Bauklötze niedriger oder höher als die Baufläche liegen.

Ist das Kind mit den drei aktiven Funktionen der Prothese vertraut, beherrscht es sie getrennt und kombiniert, so kann man dazu übergehen, ihm die *selbständige Einstellung* der *passiven Gelenke* (Schultergelenk, Sichelgelenk) zu erklären. Auch muß dem Kind gezeigt werden, welche Einstellung es in den verschiedenen Situationen benutzen soll. Es lernt mit Hilfe von Fuß, Knie, Tischkante, Stuhl usw. die Prothese in die jeweils gewünschte Stellung zu bringen (Abb. 137).

Hauptsächlich wird die passive Voreinstellung für das *Essen* mit der *Prothese* oder für

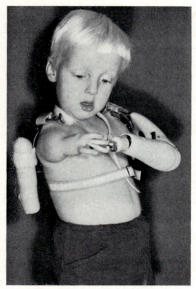

Abb. 138. Zusammenspiel von erhaltener Hand und Prothese.

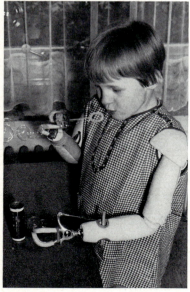

Abb. 139. Beim Seifenblasenmachen.

das *Zusammenspiel* mit dem *Fuß* oder der *vorhandenen natürlichen Hand* der *Gegenseite* benötigt. Letzteres ist bei einseitiger Versorgung besonders wichtig (Abb. 138).

Bevor jedoch diese beiden komplizierten Bewegungskombinationen verlangt werden, soll das Kind alle passiven und aktiven Funktionen allein und mühelos ausführen können. Das läßt sich mit Hilfe verschiedener Spiele üben.

Beim Pustefix hält der Hook den Korken mit der Drahtöse. Das Kind muß zum Eintauchen in den Seifenbehälter den Hook drehen und gleichzeitig den Arm strecken, um mit der Öse die Seifenlauge aufnehmen zu können. Anschließend muß es den Arm beugen und den Hook so drehen, daß die Öse vor seinem Mund steht (Abb. 139).

Beim Würfelspiel lassen sich das gleichzeitige Hook-Öffnen und die Beugung des Ellengelenkes miteinander verbinden. Der Arm wird gestreckt und der Würfel aufgenommen. Während der Beugung soll der Hook in einer bestimmten Höhe geöffnet werden, so daß der Würfel herausfällt.

Auch alle schon vorher genannten Spiele sind variabel und lassen sich für Kombinationsübungen verwenden.

Ist das Kind so weit fortgeschritten, daß ein Zusammenspiel von Prothese, natürlicher Hand oder Fuß geübt wird, hat es schon eine lange Übungszeit hinter sich. Da die *bilaterale Arbeitsweise* für die normale Entwicklung von großer Bedeutung ist, muß man hierauf besonderen Wert legen. Übungen wie Papier reißen, Perlenketten aufziehen, Bildkarten aussticken, Steckbausteine zusammensetzen und Papier zerschneiden fördern die beidhändige Geschicklichkeit.

Das *Essen* mit der *Prothese* setzt eine feine Dosierungsfähigkeit der Pronation und Supination voraus. Bei richtiger Einstellung der passiven Gelenke (Schulter- und Sichelgelenk) und bei etwas größerem Tisch-Stuhl-Abstand benötigt das Kind zum Aufnehmen und In-den-Mund-Führen der Nahrung nur die Pronation und Supination. Zur Voreinstellung der Prothese gehört die Abduktion und Vorhebung im Schultergelenk. Die zusätzliche Innenrotation im Sichelgelenk und die Beugung im Ellengelenk stellt das Kind erst ein, wenn es den Löffel oder die Gabel im Hook hält.

Von älteren Kindern kann man bei geringerem Tisch-Stuhl-Abstand Beugung und Streckung im Ellengelenk während des Essens verlangen. Dadurch entsteht ein natürliches Bewegungsmuster.

Es ist ratsam, das Kind zum Essen mit der Prothese an eine bestimmte Mahlzeit zu gewöhnen. Gemüse, Reis und Pudding sind verhältnismäßig einfach mit dem Löffel zu essen. Der Stiel muß mit Schaumgummi umwickelt oder mit einem Ring versehen sein, der auf einen Hook-Finger aufgesteckt wird. Feste Speisen sollte man vorher kleinschneiden. Sie können dann gut mit einer Gabel aufgespießt werden. Auch kann das Kind ein kleingeschnittenes Butterbrot gut mit der Gabel essen. Durch einen Teller mit erhöhtem Rand erleichtert man das Aufnehmen der Nahrung (Abb. 140).

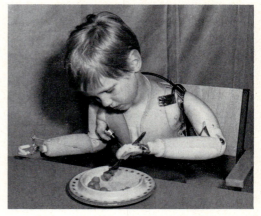

Abb. 140. Essen vom Teller mit erhöhtem Rand.

Nicht alle Kinder werden mit einem Normallöffel fertig. Das kann durch die Länge des Prothesenunterarmes bedingt sein. In solchen Fällen ist oft die Benutzung eines Drehlöffels vorteilhaft.

Um völlig selbständig mit der Prothese essen zu können, benötigt ein Kind jedoch lange Übungszeit. Auch wird meistens die Mutter zu Hause trotz guter Schulung noch dabei helfen müssen.

Bei Vorschul- und Schulkindern muß geklärt werden, womit sie *schreiben* sollen. Kinder mit Amelien und Phokomelien der Arme und normalen Beinen sollten alle (Ausnahme: lange Ektromelien der oberen Extremitäten) das Schreiben mit den Füßen lernen. Kindern mit Amelien der oberen Extremitäten wird ein zusätzliches Schreibtraining mit der Prothese empfohlen. Ist eine kurze obere Extremität auf der nicht versorgten Seite vorhanden, so sollte das Kind sie zum Schreiben benutzen, eventuell mit einer Schreibhilfe (Abb. 141).

Wann und wie lange ein Kind seine pneumatische Prothese täglich tragen sollte, hängt vom Alter des Kindes ab. Erfahrungen haben gezeigt, daß Kinder unter drei Jahren ihre Prothesen nicht länger als $1/2$ Stunde vormittags und $1/2$ Stunde nachmittags anziehen sol-

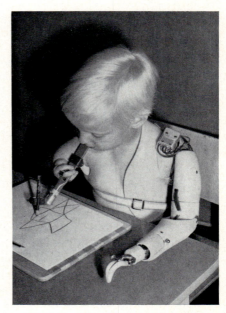

Abb. 141. Schreiben mit Schreibhilfe.

len; Kinder bis zu sechs Jahren nicht länger als zweimal 1 Stunde und Kinder ab sechs Jahren nicht länger als zweimal $1^{1}/_{2}$–2 Stunden täglich. Für die Belastungsfähigkeit des Kindes sind der Körperbau, die Konzentrationsfähigkeit, das Temperament und ggf. zuzätzliche Schädigungen (auch innerer Organe) entscheidend. Ferner muß die Mutter Zeit haben, die Schulung, wenn notwendig, weiterzuführen und beim Spiel des Kindes helfend einzugreifen.

Es ist während eines stationären Aufenthaltes kaum möglich, ein Kind so zu schulen, daß es den Wert seiner pneumatischen Prothese erkennt. Ein sinnvoll eingeplantes Spiel mit der Prothese zu Hause und das richtige Verständnis der Eltern sowie der Umwelt erleichtern dem Kind die Annahme seines Kunstarmes.

Schulung mit doppelseitigen Prothesen

Eine doppelseitige Versorgung wird für Kinder im allgemeinen nur selten in Frage kommen. Die körperliche Belastung ist zu groß und der Funktionsgewinn in den meisten Fällen zu gering.

Ein beidseitig armgeschädigtes Kind kann mit einem Kunstarm und den Ersatzfunktionen des Körpers (Fußarbeit) sehr geschickt sein. Gäbe man ihm auf der Gegenseite auch noch eine Prothese, so würde es erheblich an Bewegungsfreiheit und damit auch an Funktion und Selbständigkeit verlieren.

Ist eine doppelseitige Versorgung dennoch angezeigt, so empfiehlt es sich, einem weniger behinderten Kind, z. B. mit doppelseitiger Unterarmperomelie, eine dominante Prothese, die es den ganzen Tag über trägt und als Hauptarbeitsarm anwendet, zu geben. Der andere Prothesenarm sollte unabhängig davon sein und nur stundenweise getragen werden, um sowohl die Arbeit mit Stumpf und Prothese oder mit zwei Prothesen zu ermöglichen.

Ein Kind mit Amelien der oberen Extremitäten wird am günstigsten auf der einen Seite mit einer pneumatischen Prothese und auf der Gegenseite mit einem Eigenkraftarm versorgt. Die pneumatisch versorgte Seite übernimmt dabei aufgrund der vielfältigeren Möglichkeiten und der leichteren Betätigung, die Hauptfunktionen. Der Eigenkraftarm ist wegen der geringen Kraftquellen bis auf die Hook-Öffnung meistens nur passiv zu betätigen und somit Ersatz- und Haltearm.

Für eine Kombination von Fremdkraft- mit Eigenkraftprothese spricht, daß das Gewicht von zwei pneumatischen Armen eine erhebliche Belastung darstellt. Auch ist die Kapazität des CO_2-Behälters sehr gering. Nicht zuletzt bleibt dem Kind mit der Eigenkraftprothese noch eine Greifmöglichkeit, wenn die Fremdkraftprothese aus irgendwelchen Gründen ausfällt.

Die *Schulung* ist von dem Programm für doppelseitig versorgte Erwachsene und einseitig versorgte Kinder abzuleiten.

Schulung in der Gruppe

Die bisher beschriebene Prothesenschulung bezog sich vorwiegend auf das Einzeltraining. Darüber hinaus erweist sich, besonders bei Kindern ab 4 Jahren, das Gruppenspiel und die Gruppenarbeit als gute Hilfe, um die Prothese in das Leben der Kinder zu integrieren.

Im Alter von 4 Jahren beginnen Kinder sich zu kleinen und größeren Gruppen zusammenzuschließen und haben viel Freude am gemeinsamen Spiel. Diese Entwicklung ist für das Prothesentraining von Nutzen, damit durch gegenseitigen Ansporn und Wettbewerb untereinander sowie durch Nachahmung die Leistungen mit der Prothese gesteigert werden.

Die Zusammenstellung der Gruppen ist maßgebend für die Reaktionen des einzelnen Kindes und damit für den Erfolg. Deshalb soll der *Altersunterschied* nicht zu groß sein. In einer Gruppe sollen immer nur Kinder mit *gleichen Prothesentypen* zusammengefaßt werden. Ausnahmen bilden Gemeinschaftsarbeiten, zu denen kein differenziertes Bewegungsspiel notwendig ist, wie z. B. beim Schneiden von Papier, wobei der Hook in der Hauptsache Haltefunktion ausübt. Die *Anzahl der Kinder* in der Gruppe spielt keine wesentliche Rolle, sollte jedoch nicht zu groß sein, damit die Beschäftigungstherapeutin die Übersicht behält. Ein Spiel zu zweit kann genauso wirkungsvoll sein wie ein Spiel mit fünf Kindern.

Ziel des Spiels in der Gruppe ist die Schulung des Reaktionsvermögens durch Wett- und

Beschäftigungstherapie

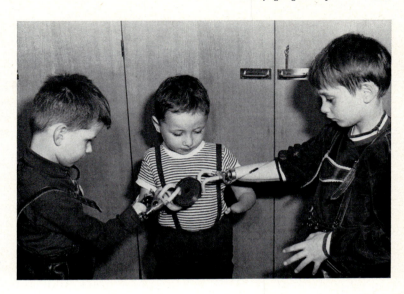

Abb. 142. Schnelles Weiterreichen einer Holzscheibe.

Geschicklichkeitsspiele (Abb. 142), die Förderung der Geschicklichkeit durch das Beispiel anderer bei Gebrauchsübungen und gemeinschaftlichen Arbeiten, die Annahme der Prothese durch das Vorbild der Mitspieler.

Fast alle Spiele und Tätigkeiten, die bei der Einzelschulung Anwendung finden, eignen sich zur Gruppenarbeit.

Elternschulung

Die positive Einstellung der Eltern zur Prothesenversorgung ist Voraussetzung für den späteren Gebrauch des Kunstarmes. Eine wichtige Aufgabe der Krankengymnastin und Beschäftigungstherapeutin ist es daher, die Eltern eines prothetisch versorgten Kindes ausreichend zu unterweisen. Ein Kind wird erst dann seinen Kunstarm als selbstverständlich ansehen, wenn es merkt, daß auch seine Eltern es tun. Aufgabe der Eltern ist es deshalb, die Geschwister des Kindes und alle näheren Verwandten, vor allem die Großeltern, von der Notwendigkeit und dem Nutzen des Kunstarmes zu überzeugen, damit falsches Mitleid und übertriebene Fürsorge unterbleiben.

Sehr zu empfehlen ist es, die Mutter vor der Entlassung ihres Kindes für ein paar Tage stationär mit zur Schulung aufzunehmen. So kann sie selbst während der Behandlung ihres Kindes dabei sein und hat Gelegenheit, alle Fragen mit der jeweiligen Therapeutin eingehend zu besprechen. Am Tage der Entlassung soll zusätzlich auch der Vater, der Mutter und Kind meistens abholt, in die Technik des Kunstarmes eingeführt werden.

Ist eine stationäre Aufnahme der Mutter nicht möglich, müssen sich die Eltern mindestens einen Tag Zeit nehmen, damit sie in alle Einzelheiten eingewiesen werden können.

Jede Mutter sollte in Grundzügen über den *Typ* und das *Bausystem* der *Prothese* unterrichtet sein. Sie muß wissen, um welche Art der Versorgung es sich handelt (Eigenkraft-, Fremdkraftprothese), welche Paßteile dazu gehören, aus welchen Materialien der Kunstarm besteht und wie die einzelnen Teile benannt werden. Hat die Beschäftigungstherapeutin zusammen mit dem Kind alle *aktiven* und *passiven Funktionen* des Kunstarmes vorgeführt, soll die Mutter die Prothese selbst in die Hand nehmen, um die verschiedenen Bewegungen des Kunstarmes selbst auszuprobieren. Sie kann auf diese Weise besser nachempfinden, welche Kraft und Geschicklichkeit zur Betätigung der Prothese notwendig ist und was ihr Kind leisten muß.

Bei pneumatischen Prothesen ist das mehrmalige selbständige Auffüllen der CO_2-Flaschen durch die Mutter unbedingt notwendig.

Sehr wichtig ist, daß die Mutter weiß, was beim *Aus- und Anziehen* der *Prothese* zu beachten ist. Ihr wird auch erklärt, warum durch ungenaues Anziehen die Auslösung der Funktionen sehr viel mehr Kraft erfordert oder sogar unmöglich sein kann. Sie muß ferner wissen, inwieweit das Kind beim An- und Ausziehen selbständig ist und wann sie helfend eingreifen muß. Bei allen Übungen muß die Mutter stets Gelegenheit haben, Fragen zu stellen, spezielle Auskünfte zu erbitten und alles selbst auszuprobieren.

Auch über die *Pflege des Stumpfes* und der *Prothese* muß die Mutter eingehend aufgeklärt werden. Größere Kinder sollten beide Arbeiten selbst übernehmen und dabei nur kontrolliert und überwacht werden. Bei kleinen Kindern ist es ratsam, die Pflege im Beisein des Kindes durchzuführen, damit es sich so früh wie möglich an eine regelmäßige Reinigung gewöhnt.

Weiterhin wird jeder Mutter gesagt, wann und wie lange ihr Kind täglich seine Prothese tragen sollte. Hierfür können allerdings keine allgemeingültigen Regeln aufgestellt werden. Viele Faktoren, wie z. B. Alter, Entwicklungs- und Allgemeinzustand, Grad der Behinderung, Art der Prothese, sind hierfür maßgebend, so daß jeweils nur individuell entschieden werden kann. Vor Überlastung der Kinder, vor allem bei doppelseitiger Versorgung, ist zu warnen. Jedes Kind hat das Bedürfnis, sich öfter auszutoben, auch dem prothetisch versorgten muß man dazu ohne Prothese Gelegenheit geben.

Ob das Kind den Kunstarm im Kindergarten und in der Schule trägt, hängt von dem Schweregrad seiner Behinderung und der Art der Versorgung ab. Diese Entscheidung sollte das Behandlungsteam gemeinsam mit den Eltern treffen.

Ist ein *spezielles Prothesentraining* auch nach der Entlassung täglich erforderlich, wird das Programm praktisch mit Mutter und Kind durchgeübt. Anhand des Übungsplanes arbeitet die Mutter dann schon während der Schulungszeit mit ihrem Kind allein, so daß die Therapeutin nur bei auftretenden Schwierigkeiten einzugreifen braucht.

Zusammen mit der Kindergärtnerin werden kindgemäße Tätigkeiten und Spiele, die sich besonders gut zum Protheseneinsatz eignen, empfohlen und gezeigt. Das tägliche Training darf nicht zu lange ausgedehnt werden.

Ziel der Therapie aller mit Armprothesen versorgten Kinder ist es, diese so früh wie möglich *unabhängig* von fremder Hilfe zu machen. Hierauf können die Eltern nicht eindringlich genug hingewiesen werden. Häufig helfen sie ihren Kindern aus Unkenntnis zu viel und hemmen dadurch deren Entwicklung zur Selbständigkeit. Ihnen muß deshalb gezeigt werden, inwieweit und mit welchen Hilfen ihr Kind unabhängig ist. Oft sind auch an Bekleidung und Schuhen Abänderungen notwendig, um An- und Ausziehen zu erleichtern. Diese sind meist geringfügig und von der Mutter selbst auszuführen. Die Mutter soll schließlich Hinweise auf spezielle Techniken, die ihr Kind für die Selbsthilfe benötigt, erhalten.

Eß-, Schreib- und *Toilettenhilfen* müssen ebenfalls gezeigt und gemeinsam probiert werden. Das gilt auch für handelsübliche Hilfsmittel, die sich besonders für größere einarmige Kinder eignen (2, 15, 19).

Sind zusätzlich *ärztlich verordnete Hilfsmittel* für die weitere Behandlung notwendig, wie z. B. Nachtschienen, Schalen oder Handquengelschienen bei Fehlbildungen der Arme, muß die Mutter lernen, diese anzulegen, und wissen, was dabei zu beachten ist.

Die Krankengymnastin bespricht gemeinsam mit den Eltern, ob *Fahrzeuge,* die sich während der Schulung bewährt haben, für das Kind angeschafft werden sollen. Dabei kann es sich um ärztlich verordnete Spezialfahrzeuge, wie Rollstühle bei zusätzlichen Beinschädigungen, spezielle Zwei- und Dreiräder oder um handelsübliche Fortbewegungsmittel, wie Roller, normale Zwei- und Dreiräder, Holländer, Go-carts, Tretautos usw. handeln. Einseitig geschädigte Kinder benötigen meistens keine Spezialfahrzeuge. Kleine Abänderungen, je nach Art der Behinderung, genügen oft.

Bei schweren Behinderungen sollte das Fahrzeug den Bedürfnissen des Kindes angepaßt sein. Seine Bedienung ist meist ohne Prothese einfacher und ungefährlicher.

Den Eltern ist dringend zu raten, nur solche Fortbewegungsmittel anzuschaffen, die das Kind wirklich ausprobiert hat und mit denen es selbst fertig wird.

Ist nach der Entlassung auch noch *krankengymnastische Behandlung* notwendig, müssen der Mutter die Übungen ebenfalls gezeigt und ihr Sinn erklärt werden. Da die Übungen meist nicht schwierig sind, wird jede Mutter bei guter Anleitung in der Lage sein, das Training später allein durchzuführen. Bei Kindern ohne Arme oder mit beiderseits kurzen Ärmchen ist das Fußtraining besonders wichtig, weil für sie bei Ausfall der Prothese und zur Selbsthilfe die Füße oft unentbehrlich sind. Ein schriftlich aufgestellter Übungsplan dient der Mutter als Gedächtnisstütze.

Die erfahrene Krankengymnastin und Beschäftigungstherapeutin wird manche Schwierigkeiten durch sachliche Beratung verringern können. Wenn sie auch nicht alle auftretenden Probleme lösen kann, hilft sie den Eltern oft schon durch ihr Zuhören, ihre kleinen Ratschläge und ihr aufrichtiges Interesse am Fortkommen des Kindes.

Viele Probleme gehen jedoch über das Aufgabengebiet der Krankengymnastin und Beschäftigungstherapeutin hinaus. Hierfür stehen den Eltern die betreuenden Ärzte, der Psychologe und die Fürsorgerin zur Verfügung.

Jeder sollte nach Kräften bemüht sein, den Eltern ihr schweres Schicksal ein wenig zu erleichtern.

Literatur

Anslow, R. I.: The Blinded Bilateral. Kessler Institute for Rehabilitation, West Orange/N. J. 1949

Biesalski, K.: Der Prothesenbau; gesammelte Arbeiten. Enke, Stuttgart 1917

Birch-Jensen, A.: Congenital Deformities of the Upper Extremities. Commission: Andelsbogtrykkeriet and Det Danske Forlag, Odense 1949

Blakeslee, B.: The Limb Deficient Child. University of California Press, Berkeley 1963

v. Blankenstein, M., R. Wellbergen, J. H. de Haas: Le développement du nourrisson. Sa première année en 130 photographies. Presses universitaires de France, Paris 1962

Bock, O.: Technische Information 2. Selbstverlag der Firma Otto Bock, Duderstadt 1968

Bock, O.: Technische Information. Sonderdruck zum 14. Fortbildungslehrgang des Bundesministeriums für Arbeit und Sozialordnung 6./7. Mai 1969. Selbstverlag der Firma Otto Bock, Duderstadt 1969

Boos, O.: Die Bedeutung des Phantomgliedes für die Übungsbehandlung der Krukenberggreifarme bei Ohnhändern. Medizinische (1958), 1387—1393

Boos, O.: Die Versorgung von Ohnhändern. Schattauer, Stuttgart 1960

Braecklein, H.: Trampolinturnen. Limpert, Frankfurt 1962

Breuer, K.: Schwimmhilfen für Dysmelie-Kinder. Das behinderte Kind 5 (1968), 199—201

Brunngraber, C. V.: Der Phantomschmerz. Langenbecks Arch. klin. Chir. 261 (1949), 615—630

Dicke, W.: Den Körperbehinderten steht die Welt offen. Vandenhoeck & Ruprecht, Göttingen 1960

Fyouzat, F., G. Trebes: Zusammenfassung der normalen motorischen Entwicklung eines Kindes bis zum freien Gehen. Krankengymnastik 19 (1967), 313—316

Gesell, A.: Säugling und Kleinkind in der Kultur der Gegenwart. Christian, Bad Nauheim 1962

Gesell, A.: Das Kind von Fünf bis Zehn. Christian, Bad Nauheim 1964

Hebert, B.: The psychological implications of traumatic amputation in children. Interclin. Inform. Bull. 7 (1968), 7—10

Hepp, O.: Prothesen der oberen Extremitäten. In: Handbuch der Orthopädie, Bd. I, hrsg. von Hohmann, G., M. Hackenbroch, K. Lindemann. Thieme, Stuttgart 1957

Hepp, O., G. Kuhn, H. Pfau, W. Schulz: Der Bau von Kunstarmen (Lose-Blatt-Sammlung). Ganter, Köln 1956

Hepp, O., C. Möcking, H. Pfau, E. Rost, M. Schempp, W. Schulz: Kunstglieder und Versehrtenbetreuung in USA. RKW-Auslanddienst 17. Hanser, München 1953

Herment, I. P.: Contribution a l'étude de l'appareillage et de la réadaptation des amputés de membre supérieur. Diss. Nancy 1966

Hilgenfeld, O.: Operativer Daumenersatz und Beseitigung von Greifstörungen bei Fingerverlusten. Enke, Stuttgart 1950

Hünnekes, H., K. Kiphard: Bewegung heilt. Flöttmann, Gütersloh 1960

Illingworth, R. S.: The Development of the Infant and Young Child: Normal and Abnormal, 3. Aufl. Livingstone, Edinburgh 1937

Jentschura, G., E. Marquardt, E.-M. Rudel: Behandlung und Versorgung bei Fehlbildungen und Amputationen der oberen Extremitäten. Thieme, Stuttgart 1963

Jentschura, G.: Beschäftigungstherapie. Thieme, Stuttgart 1959

Köchling, I., H. Nedelmann: Beschäftigungstherapie bei angeborenen Mißbildungen der Extremitäten. Beschäftigungstherapie 2 (1963), 1—11

Kuhn, G.: Kunstarmbau in Gießharztechnik. Greifarme mit Kraftzugbandagen. Thieme, Stuttgart 1968

Kuhn, G.: Die Offenend-Prothese (Kunstarm mit Offenend-Stumpfeinbettung). Sonderdruck: Forschungswerkstatt Orthopädische Universitätsklinik, Münster 1963

Kreuz, L.: Kriegsorthopädische Erfahrungen und Erfolge in der Verwundetenführung. Enke, Stuttgart 1941

Lange, A.: Maschinenschreiben für Einhänder. Heckner, Wolfenbüttel o. J.

v. Lanz, T., W. Wachsmuth: Praktische Anatomie, Bd. I/3. Springer, Berlin 1959

Lindemann, K., H. Teirich-Leube, W. Heipertz: Lehrbuch der Krankengymnastik, 2. Aufl., Bd. III. Thieme, Stuttgart 1965

Lorenzen, H.: Lehrbuch des Versehrtensports. Enke, Stuttgart 1961

v. Mülmann, A.: Krankengymnastik bei Verletzungsfolgen, 3. Aufl. Pflaum, München 1962

Petersen, D.: Die russische bioelektrische Prothese. Das behinderte Kind 2 (1965), 129—130

Roesler, H.: Elektrisch gesteuerte Armprothese. Krankengymnastik 21 (1969), 364—365

Rohmert, W., P. Manz: Arbeitsphysiologische Bewertung und Verbesserung der Arbeit mit Armprothesen. Thieme, Stuttgart 1966

Santschi, W. R.: Manual for Upper Extremity Prosthetics, 2. Aufl. Department of Engineering, University of California, Los Angeles 1958

Schink, W.: Handchirurgischer Ratgeber. Springer, Berlin 1960

Schroer, R.: Die krankengymnastische Behandlung der Dysmelien. MEFA GmbH, Bonn 1966

Sell, G., H. Merten: Elektronisch gesteuerte Prothesen. Heutiger Stand und ihre Zukunft. Das behinderte Kind 5 (1968), 145—148

Spock, B., M. Lerrigo: Caring for Your Disabled Child. Macmillan, New York 1965

Strasser, H.: Über Heilpädagogik bei gliedmaßengeschädigten Kindern. Das behinderte Kind 2 (1965, 134—137

Vereinigung der Technischen Überwachungs-Vereine e. V., Essen: Sicherheitsmaßnahmen bei körperbehinderten Kraftfahrern. Daube, Essen 1969

Wellerson, Th.: A Manual for Occupational Therapists on the Rehabilitation for Upper Extremity Amputées. W. Brown, Dubuque/Iowa 1958

Witt, A. N., H. Rettig: Amputationen an der oberen Gliedmaße. In: Handbuch der Orthopädie, Bd. III, hrsg. von Hohmann, G., M. Hackenbroch, K. Lindemann. Thieme, Stuttgart 1959

Zrubecky, G.: Die Hand, das Tastorgan des Menschen. Enke, Stuttgart 1960

zur Verth, M.: Absetzung und Auslösung an Hand und Fuß vom Standpunkt der Funktion. Ergebn. Chir. Orthop. 20 (1927), 131—155

zur Verth, M.: Behandlung der Verletzung und Eiterung an Fingern und Hand, 2. Aufl. Springer, Berlin 1936

Bezugsquellen

1. Alexanderwerke: Kartoffelschälmaschine.
2. Berg, K., Schorndorf (Württ.), Gottl.-Daimler-Straße 34: Arbeitsgeräte und Ansätze für Arbeitsprothesen; Katalog XIII.
3. Bock, O., Duderstadt, Postfach 107: Katalog über Armpaßteile, Hände und Hooks.
4. Bruhn-Gerätebau, Moorrege bei Hamburg, Klinkestraße 83: Versehrtenzusatzgeräte für Volkswagen.
5. Deutsche Clos-o-matic GmbH, Frankfurt/M. 50, Goldgrubenstraße 25: Clos-o-mat.
6. Grewe & Schulte-Derne, Lünen, Derner Straße 136: Zusatzgeräte für körperbehinderte Kraftfahrer.
7. Hosmer Corp., 561 Division Street, Campell, California 95008, P.O. Box 37: Pioneers and Leaders in Modern Prosthetics, 6th Ed.
8. Jakob, F., München, Rosenheimer Straße 13: LABERGER-Versehrtengeräte.
9. Kingsley, Mfg. Co, 1984 Placentia Avenue, Costa Mesa, California, Liberty B - 6116: Instructions for Care of APRL Cosmetic Glove.
10. Krups, R., Solingen-Wald, Postfach 190460: Haushaltgeräte.
11. Link & Co., Tuttlingen, Karlstraße 9: Orthopädiekatalog.
12. Maurer, H., Zollikerber-Zürich: Clos-o-mat.
13. Merten, B., Kiel, Schloßstraße 1—3: Autozusatzgeräte für Körperbehinderte.
14. Muno, Th., Wuppertal-Elberfeld, Kochstraße 12 bis 12c: Spülbürstengarnituren.
15. Neckermann, Frankfurt/M. 1, Postfach: Hilfsmittel für Körperbehinderte und ältere Menschen.
16. Petri & Lehr, Offenbach (Main), Bernhardstraße 79: Zusatzgeräte für körperbehinderte Autofahrer.
17. Pfau, H., Berlin 62, Martin-Luther-Straße 117: Fortschrittliche Orthopädietechnik.
18. Püschel, F., Berlin SW 61, Blücherstraße 22: Wichtige Informationen über kosmetisch-ästhetische Hilfsmittel aus Weichplastik.
19. Teufel, W., Stuttgart, Neckarstraße 189—191: Teufel-Orthopädie.
20. Walb, G., Nürnberg, Kaiserstraße 46: GULDBRANSEN-Hände und Realastik-Hände.
21. Westmark-Schulte und Co. KG, Herscheid/Westf.: Haushaltgeräte aus Aluminium und Gußeisen.

Sachverzeichnis

A

Amelie s. Fehlbildungen, angeborene
Amputationshöhe 34

B

Bandagen, doppelseitige 27 f.
— Dreizug, Oberarmprothese 24 f.
— — — Beugezug 24 f., 28
— — — Greifzug 24, 28
— — — Sperrzug 24 f., 28, 51 f.
— — — Schulterexartikulation 25 f.
— — — mit Hüftgürtel 26
— Einzug, Unterarmprothese 22 f.
— Zweizug, Schultergürtelamputation 26
Befund- und Verlaufsdokumentation, Beschäftigungstherapie, Erwachsene 44 ff.
— — Kinder 108 ff.
— Krankengymnastik, Erwachsene 36 ff.
— — Kinder 94 ff.
Behandlungsteam 42, 105
Beidhändigkeit 41, 52, 54, 58, 111 ff., 115 ff., 122
Beugezug s. Bandagen
Bilateralität s. Beidhändigkeit
Büroarbeiten 49, 65 f.
— Hilfsmittel 65 f., 79
— Papierarbeiten 65
— Radieren 66
— Schreiben (Hand) 52, 65
— Schreiben (Maschine) 65, 79
— Telefonieren 66

D

Dokumentation s. Befund- und Verlaufsdokumentation
Dominanz, Hand 1, 27, 41, 105, 117
Drehstabilität 23, 43
Dreizugbandage s. Bandagen
Druckstabilität 22, 42
Dysmelie s. Fehlbildungen, angeborene
Dysplasie, periphere s. Fehlbildungen, angeborene

E

Einhänderschleife s. Selbsthilfetraining
Einhänderschnürung s. Selbsthilfetraining
Einziehtrikot 50 f.
Ektromelie s. Fehlbildungen, angeborene
Ellengelenke, Balser-Ellengelenk 19
— Bock-Ellengelenk 20
— Holz mit Bolzenfeststellung 20
— Hosmer-Ellengelenk 20
— Hosmer-Ellengelenksperrschiene 20
Elternschulung, An- und Ausziehen der Prothese 126
— Bausysteme der Prothese 125
— Bekleidungsabänderungen 126
— Krankengymnastik 127
— Prothesentraining 126
Essen 63 ff., 81, 114 f., 121 ff.
— Brot streichen/schneiden 64
— Ei pellen/essen 65
— Fleisch schneiden 65
— Hilfsmittel 65, 70, 81, 114, 123
— Obst zubereiten 65

F

Fehlbildungen, angeborene, Amelie 91 f.
— — Dysmelie 91 ff., 98
— — Ektromelie 92
— — periphere Dysplasie 93
— — Peromelie 93
— — Phokomelie 92
— — Tetramelie 91
Fingerersatz s. Prothesen
Fremdkraftprothesen, myoelektrische s. Prothesen, myoelektrisch gesteuerte
— pneumatische s. Prothesen, pneumatische
Funktionstraining 43, 52 ff., 79, 119 f.
— Ellengelenk sperren/entsperren 53 f., 115
— Gegenstände halten 52, 115
— Gelenke einstellen 48, 56, 58, 79, 117, 119, 121 f.
— Greifgeräte auswechseln 56
— Greifübungen 54, 56, 85 f., 115, 119
— Hook öffnen/schließen 53, 55, 115, 119
— Kombinationsübungen 55, 122
— Pronation/Supination 19 f., 27, 29, 58, 81, 86, 88 f., 120 f.
— Unterarm beugen/strecken 53, 115, 121
— Ventilbetätigung 119
Fußtraining s. Krankengymnastik

G

Gartenarbeiten 66
— Hilfsmittel 66
Geschicklichkeitstraining 49, 52, 56 ff., 115, 125
Greifformen, Breit-, Grob-, Faustgriff 2
— Hakengriff 3
— Handflächengriff 1
— Schlüsselgriff 3
— Spitz-, Fein-, Zangengriff 1 f.
— Ulnargriff 1
Greifgeräte auswechseln s. Funktionstraining
— Erwachsene, Arbeits-Hook 4
— — Bock-Erwachsenen-Pneumatik-Hook 11, 12
— — Dreifingergreifer 11, 12, 64, 80, 82
— — Fischerklaue 4
— — Standard Hook 53 4, 11, 12, 63, 64, 69, 80

Greifgeräte, Erwachsene
— — Standard-Hook 58
   11, 12, 63, 64, 69, 80
— Kinder, Bock-Kinder-Hook
   (Eigenkraft) 7, 8, 114 ff., 117
— — Bock-Kinder-Hook (Pneumatik) 8, 119 ff.
Greifgeschwindigkeit 5, 17
Greifzug s. Bandagen
Griffkraft 5 f., 8, 10, 12, 14 f., 17, 52 f., 64

H

Handarbeiten 72 f.
— Häkeln 72
— Hilfsmittel 72 f.
— Knüpfen 73
— Nähen (Hand) 72
— Nähen (Maschine) 72
— Sticken 73
— Stricken 72 f.
— Weben 73
Handfertigkeiten 49, 62 f., 115
— Brille putzen 62
— Gegenstände aufheben 62
— — tragen 63, 115
— Geldbörse benutzen 62
— Paket packen 63
— Pflaster aufkleben 62
— Schirm öffnen 62
— Schnur aufwickeln 63
— Uhr aufziehen 62
— Uhrarmband schließen 62
— Wasserhahn betätigen 62
— Zopf flechten 63
Handgelenke, Kosmetikhandgelenk 19
— Leichthandgelenk 19
— Rastenhandgelenk 19
— rastenloses Handgelenk 19
— Universalhandgelenk 19
Handgelenkzusätze, Dreh-Flexionsansatz 19, 27
— Flexionszusatz 19
Handüberzüge, Bock-Kosmetik-Handüberzug 18
— Püschel-Handüberzug 18
— Realastik-Handüberzug 18
Haushaltsarbeiten 67 ff., 82, 117
— Betten machen/beziehen 72
— Brotschneiden 70
— Bügeln 71
— Dosen öffnen 68
— elektrische Geräte handhaben 70

Haushaltsarbeiten
— Fensterputzen 71
— Flaschen öffnen 68
— Fußboden pflegen 70
— Gemüse putzen 67
— Gemüse/Obst schneiden 67
— Geschirr spülen/abtrocknen 69
— Hilfsmittel 65, 67 ff., 81 f.
— Kartoffeln/Zwiebeln pellen 68
— Kochtopf halten 68
— Kuchen backen 69
— Speisen rühren 69
— Tablett tragen 69
— Tisch decken 69
— Wäsche pflegen 71 f.
— Weckgläser halten/öffnen 68
— Zwiebeln schneiden 68
Hautkanal 4
Hilfsmittel, Allesgreifzange 68
— Anziehhaken 83
— Doppelgummisaugplatte 70
— Dosenöffner für Einhänder 68
— Drehlöffel 123
— Eierbecher mit Saugfuß 65
— Einhänderlineal 65
— Frühstücksbrett für Einhänder 65, 70, 81
— Hörerhalter „Händefrei" 66
— Kartoffelschäler für Einhänder 68
— Konservenglasöffner „Bechland" 68
— Krukenberghalterungen 89 f.
— Linkshänderschere 72
— Nagelbrett 67 f.
— Nagelpflegegerät „Henckels" 60
— Ohnhändertoilette 83 f.
— Ringlöffel 114, 123
— Schaumgummiplatte 83
— Schreibmaschinenhämmerchen 89
— Schwimmhilfen 100
— Seifenhalter „Oktopus" 59
— Spielkartenhalter 59
— Spülbürste mit Saugfüßen 67, 69
— Stickrahmen 72 f.
— Teller mit Randerhöhung 123
— „Terrex"-Spaten 66
— Topfarretierung 69, 82
— Topfhaken 68
— Velcroverschluß 83, 91
— Zahnbürsten-/Kammhalterung 83
Hook s. Greifgeräte

I

Initialbeugung 22

K

Kohlensäureabfüllung 31 f.
Körperpflegehilfsmittel 59 f., 83 f.
Kosmetikhände s. Kunsthände
Kraftübertragungssystem 7
Kraftzugbandage s. Bandagen
Krankengymnastik, Fußtraining 99, 127
— Gruppe mit Prothese 77 ff., 103 ff.
— — ohne Prothese 40 f., 98 ff., 106
— Haltungsgymnastik 39, 97 f.
— Krukenberg-Stumpf 88 f.
— Reiten 40 f., 102 f.
— Rollschuhlaufen 101
— Säuglingsgymnastik 97
— Schwimmen 40 f., 100
— — Hilfsmittel 100
— Spiele 39, 41, 98 ff.
— Stumpf 34 f., 39, 88 f.
— Test s. Befund- und Verlaufsdokumentation
— Trampolinspringen 40, 101 f.
— — Synchronspringen 102
Krukenberg-Stumpf, Beschäftigungstherapie 89 ff.
— — Abhärtung 89 f.
— — Gebrauchsübungen 89 f.
— — Hilfsmittel 89 f.
— — Schulung, blinde Ohnhänder 84 f.
— Krankengymnastik, postoperativ 88 f.
— — präoperativ 88
— Prothese 85
Kunsthände, Erwachsene, Berliner Hand 9, 14
— — Bock-Greifhand, Eigenkraft 14, 64
— — — Pneumatik 16, 17
— — Bock-System-Einzughand 15, 16, 27, 53, 58, 69, 79
— — Bock-System-Elektrohand 16, 17, 60, 64, 66
— — Bock-System-Pneumatikhand 17
— — Bock-System-Zweizughand 15
— — Filzhand 13

Kunsthände, Erwachsene
— — Heidelberger Pneumatikhand 17
— — Lederhand 13
— — Robin-Aids-Hand 15, 16
— Kinder, Asti-Hook-Hand 9, 10
— — Berliner Greifhand 9, 10
— — Bock-Pneumatik-Kinderhand 10, 11
— — Guldbransen-Filz-Kinderhand 9, 10
— — Patschhand 7, 10

L

Lebensalter, Prothesenfunktion 105
— Prothesenschulung 106
— Prothesentragzeit (tägliche) 123, 126
— Spiele 106 f.
— Spielzeug 106 f.

N

Neunerbandage s. Bandagen, Einzug
Neurom 39

O

Ohnhänder, blinde, Greifübungen 84 ff.
— — Hookstellung (Orientierung) 86
— — Selbsthilfe 86
— — Tastübungen 85
— — Zielübungen 86
— elektrische Geräte handhaben 82
— Essen und Trinken 81 f.
— Haushaltsarbeiten 82
— Hilfsmittel 79 ff.
— Peddigrohrarbeiten 79
— Schreibtraining 79 f.
— Selbsthilfetraining 82 ff.
— Tätigkeiten, tägliche 79 f.
— Weben 79

P

Peromelie s. Fehlbildungen, angeborene

Phantomgefühl 38 f.
Phantomglied 38 f.
Phantomgymnastik 38 f.
Phantomhand 32
Phantomschmerz 38 f.
Phokomelie s. Fehlbildungen, angeborene
Prothesen, An- und Ausziehen 29, 48, 51 f., 126
— Benutzung, Nichtbenutzung 42 f.
— doppelseitige 26 ff., 79 ff., 124
— Eigenkraft 3, 5 ff., 20 ff., 114 ff.
— Finger- und Daumenersatz 20 f., 52
— Greifplattenprothese 21, 52
— mechanische s. Prothesen, Eigenkraft
— myoelektrisch gesteuerte 4, 32 f., 60, 71, 85
— Oberarmkondylen- oder Oberarmlangstümpfe 23 f.
— Oberarmstumpf 23 ff., 53 ff.
— Offenendprothese 4, 21 f., 74 f., 75, 116, 117
— Paßteile 7 ff.
— pneumatische 4 f., 29 ff., 119 ff.
— Ventile, Anordnung 30
— Rohrskelett, Erwachsene 5, 25 ff., 27
— — Kinder 28 f., 115
— Schultergürtelamputation 25, 27
— übergreifende Stumpfeinbettung 22 f.
— Vaduzer, elektrische 4
Prothesenpflege 48 f., 126
— Bandage 50
— Einziehstrumpf 50
— Gelenke 49
— Greifgeräte 50
— Kosmetikhände 50
— Kosmetikhandschuh 51
— Schaft 49
— Stumpfstrumpf 50
Prothesensysteme, Eigenkraft 5 f.
— myoelektrisch gesteuerte 5 f., 32 f.
— pneumatische 5 f.
Prothesentraining, Gruppe 43, 77 f., 124 f.

R

Reiten s. Krankengymnastik

Rohrskelettprothese s. Prothesen
Rollschuhlaufen s. Krankengymnastik

S

Schreiben 90
— Hand 65, 117
— Hilfen 52, 91, 123
— Hilfsmittel 65 f., 79
— Maschine 65, 79
— Prothese 52, 79 f., 117
Schule 117
Schultergelenke, Abduktionsbeugegelenk 20
— Kugelgelenk 20
Schwimmen s. Krankengymnastik
Selbsthilfetraining, Einhänder 59 ff., 115
— — Einhänderschleife 61
— — Einhänderschnürung 61
— — Fingernägel reinigen 60
— — Gürtel binden 61
— — Haar pflegen 60
— — Handschuh anziehen 62
— — Kleidungsstücke anziehen 60
— — Manschetten knöpfen 60
— — Mantel anziehen 62
— — Schleife binden 61, 63
— — Schlips binden 60
— — Schuhe anziehen 61
— — — putzen 61
— — Waschen/Abtrocknen 59
— — Hilfsmittel 59 f., 83 f.
— — Ohnhänder 82 ff., 86
Sensibilität 4, 20, 22, 55, 84, 88
Sichelgelenk 28
Sperrzug s. Bandagen
Spiel, Haus 116
— Kindergarten 116
— Spielplatz 117 f.
Spiele/Spielzeug, altersgerecht s. Lebensalter
Stauchstabilität 42 f.
Straßenverkehr, Fahrzeuge 49, 118
— Technischer Überwachungsverein 87
Stumpfeinteilung 34
Stumpfwickeln, Abschwellgips 35
— Dauerbinde 35
— Oberarmstumpf 35
— Unterarmstumpf 35

Sachverzeichnis

T

Tastempfinden s. Sensibilität
Test s. Befund- und Verlaufsdokumentation
Tetramelie s. Fehlbildungen,
  angeborene
Trampolinspringen s. Krankengymnastik

U

Übungswand 63

W

Werkarbeiten, Ankörnen 76
— Aussägen 74
— Bohren 74
— Emailarbeiten 77
— Hobeln 74
— Holzschalen ausheben 76
— Lederarbeiten 76
— Metallarbeiten 77
— Mosaikarbeiten 77
— Nägel einschlagen 76
— Papparbeiten 76

Werkarbeiten
— Peddigrohrarbeiten 74 ff., 79
— Ränder glätten 74 f.
— Raspeln/Feilen 74
— Schrauben eindrehen 76
Wettspiele mit Prothesen,
  Einzelwettspiele 78, 124 f.
— Staffelwettspiele 78

Z

Zugkraft 8, 10, 12, 14 f.
Zugstabilität 22, 42

So helfe ich dem spastisch gelähmten Kind im Alltag

Praktischer Ratgeber für Eltern, Pädagogen und Beschäftigungstherapeuten

Prof. Dr. F. W. RATHKE, Ludwigsburg, und Dr. H. KNUPFER, Stuttgart

1969. VIII, 200 Seiten, 538 Abbildungen, davon 149 in einem Anhang über geeignete Spielgeräte, Format 17 × 24 cm, kartoniert DM 19,80

ISBN 3 13 447301 1

Gehschule für Beinamputierte

Ein Handbuch für Beinamputierte, Fachärzte für Orthopädie, Orthopädiemechaniker, Krankengymnastinnen und Übungsleiter für Versehrtensport

H. KERSTEN, Berlin

Vorwort von Prof. Dr. A. N. Witt, Berlin

1961. VIII, 195 Seiten, 236 Abbildungen, Format 15,5 × 23 cm, kart. DM 16,50
Mengenpreis ab 10 Expl. **DM 14,85**

ISBN 3 13 359301 3

Fit sein - fit bleiben

Isometrisches Muskeltraining für den Alltag

Priv.-Doz. Dr. Th. HETTINGER, Mülheim/Ruhr

4., überarbeitete und erweiterte Auflage, 1969. VIII, 64 Seiten, 124 Abbildungen 2 Tabellen, Plan eines 10-Minuten-Trainingsprogramms in 51 Zeichnungen Fotos von R. Hippler, Bochum, Format 15,5 × 23 cm, kartoniert DM 4,80

ISBN 3 13 349404 X

Altersgymnastik

M. SCHARLL, München

1969. VI, 33 Seiten, 48 Abbildungen von Th. Woerner, München
Format 14,4 × 21,6 cm, kartoniert DM 4,80

ISBN 3 13 443201 3

Georg Thieme Verlag · Stuttgart

ABC für alte Menschen

in gesunden und kranken Tagen

Dr. Dr. h. c. A. L. VISCHER, Basel

2., überarbeitete und erweiterte Auflage, 1968. VI, 129 Seiten
Format 15,5 × 23 cm, kartoniert DM 7,80
ISBN 3 13 412902 7

ABC für Parkinsonkranke

Ein Ratgeber für den Kranken und seine Helfer

Prof. Dr. W. UMBACH, Siegen/W., und Dr. H. TEIRICH-LEUBE, Freiburg/Br.
Geleitwort von Prof. Dr. T. Riechert, Freiburg/Br.

1967. VIII, 80 Seiten, 31 Abbildungen in 47 Einzeldarstellungen
Format 15,5 × 23 cm, kartoniert DM 7,80
ISBN 3 13 411901 3

ABC für Querschnittsgelähmte

Ein Ratgeber für den Kranken und seine Helfer

J. J. WALSH, M.D., Aylesbury/England
Deutsche Übersetzung und Bearbeitung von C. SCHIAN und A. CUNO, Köln
Geleitwort von Prof. Dr. K.-A. Jochheim, Köln
Vorwort von L. Guttmann, M.D., Aylesbury/England

1969. VIII, 112 Seiten, 19 Abbildungen, Format 14,4 × 21,6 cm
kartoniert DM 7,40
ISBN 3 13 437101 4

ABC für junge Mädchen

Entwicklung – Reife – Liebe

Dr. A. HUSSLEIN, Wien

1969. VIII, 96 Seiten, 14 Abbildungen, 8 Fotos, Format 14,4 × 21,6 cm
kartoniert DM 7,80
ISBN 3 13 446901 4
In Gemeinschaft mit Verlag Moritz Diesterweg, Frankfurt/M.

 Georg Thieme Verlag · Stuttgart